DE

# L'ÉNERGIE VITALE

DE

# LA GRANDE-GRILLE & DE L'HOPITAL

Bues aux Sources

## La Bioscopie

### range la Médecine

### parmi les Sciences exactes

Docteur COLLONGUES, Docteur SANTELLI

*Médecins résidants à Vichy toute l'année*

Médaille d'Or au Congrès Médical de Biarritz




VICHY

IMPRIMERIE WALLON

—

1904

DE

# L'ÉNERGIE VITALE

DE

# LA GRANDE=GRILLE

# DE L'HOPITAL

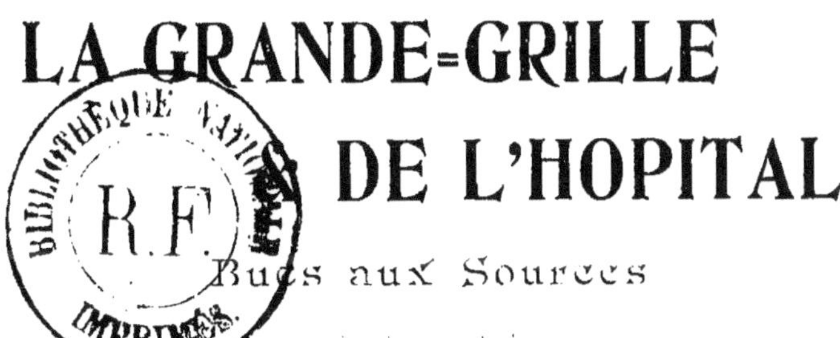

Bues aux Sources

La Bioscopie
range la Médecine
parmi les sciences exactes

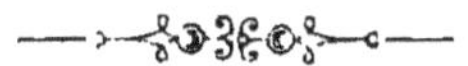

## Docteur COLLONGUES, Docteur SANTELLI

*Médecins résidant à Vichy toute l'année*

Medaille d'Or au Congrès Médical de Biarritz

VICHY

IMPRIMERIE WALLON

—

1904

# PREMIER CHAPITRE

## Le Bioscope, la Bioscopie, la Biothérapie et la Pathologie générale

*Spécialité clinique du médecin bioscopiste qui diagnostique et traite l'état général du malade par le vitalisme hygrométrique proportionnel des mains vivantes.*

Le Bioscope sert à mesurer l'énergie vitale de la nutrition pour diriger le régime, l'hygiène et conserver la santé.

Les formules mathématiques de la Bioscopie servent à mesurer :

1º Les degrés du tempérament bioscopique qui baisse à G, et ceux du tempérament biocopique qui baisse à D à l'état normal.

La baisse est stable ; instable ; ou en poussée nerveuse.

2º Les degrés de la santé ou de la maladie sont : favorables de o à 20°; incertains de 20 à 40°; troublés au-delà de 40°.

3º Les degrés de l'énergie vitale sont faibles avec la baisse G, résistants avec la baisse D.

4° Le côté ou siègent les organes faibles, est passif d'un côté et actif de l'autre.

5° Le traitement de la baisse G est tonique, antidyspeptique, laxatif. Les bains salés et sulfureux sont prescrits.

6° Le traitement de la baisse D est émollient, alcalin, antibilieux, purgatif. Les bains carbonatés sont ordonnés.

L'instabilité bioscopique et la neurasthénie réclament les calmants, les valerianes, le chloral, l'opium.

Les poussées nerveuses bioscopiques nécessitent les dépuratifs végétaux, les iodés.

La Biothérapie contrôle les effets de la médication : favorable par le changement d'équilibre, le rapprochement de l'équilibre et le balancement de l'équilibre : défavorable par l'éloignement de l'équilibre sans balancement.

---

**Degrés de l'énergie vitale avec équilibre normal et anormal stable ou instable**

---

De  0 à 20 0/0, 1" degrés de l'énergie vitale favorable.
De 20 à 40 0/0, 2°        —                —           variable.
Au delà de 40 0/0, 3"     —                —           nerveuse.

---

**Résultat de la médication avec équilibre normal et anormal stable ou instable**

---

1" degrés favorable avec rapprochement de l'équilibre.
2° degrés favorable avec changement d'équilibre.
3' degrés favorable avec balancement d'équilibre.
4ᵉ degrés variable sans balancement d'équilibre.

DEUXIÈME CHAPITRE
———

## La Bioscopie range la médecine
### parmi les sciences exactes

———

On aime à dire que la médecine reste stationnaire sans boussole.

Le reproche a quelque valeur, pour les théories en désaccord absolu avec le vitalisme clinique et la physique médicale.

Le chimisme stomacal a été mis à l'épreuve, sans que le corps médical se fasse encore une idée bien nette de son intervention.

En général, le médecin a peu de temps pour s'occuper de chimie, et il n'est pas étonnant qu'il ait mal interprété son rôle.

Le Bioscope dirige le savoir médical vers le réalisme, et ce n'est pas sans surprise qu'on constate le silence de beaucoup de Revues médicales sur une méthode absolument scientifique :

Avec le bioscope, on peut, *à tout instant*, se rendre compte des effets dynamiques de la machine humaine, et sa méthode vient confirmer l'unité de la vie, montrant la concordance des manifestations physiques indiquées par l'observation.

On peut se réjouir en constatant que la Bioscopie est la science mathématique des différences proportionnelles entre la sécrétion cutanée de la main droite et de la main gauche, qui reflètent le mouvement organique et fonctionnel des organes internes dans sa repartition bi-latérale.

Prenons deux exemples :

1° Si le bioscope baisse à gauche de 100 à 50 o/o la santé est faible G, les organes sont faibles G. L'état général est atonique, doué de moins de résistance vitale.

2° Si le bioscope baisse à droite de 100 à 200 o/o la santé est faible à D. Les organes sont faibles à D. L'état général est *tonique* doué d'une résistance plus forte qu'avec la baisse G.

Ces constatations indiscutables sont des plus importantes en physiologie, pathologie et thérapeutique et sont de nature à dissiper les incertitudes de la médecine.

Aussi quel est le médecin qui voudra ne pas recourir à la biothérapie en se servant du bioscope, cet hygromètre médical, doué d'une extraordinaire sensibilité, pour mesurer la sécrétion cutanée des mains les plus humides comme celle des mains les plus sèches dans des temps égaux et à égale température.

# TROISIÈME CHAPITRE

# LA COXALGIE

La Bioscopie range la médecine
parmi les sciences exactes

1° Les coxalgiques boiteux à gauche ont moins de sécrétion cutanée à la main gauche qu'à la main droite.

M^{me} Ch. est atteinte de coxalgie gauche. — Les formules de la Bioscopie prises différentes fois ont indiqué moins d'activité dans les glandes fonctionnelles de la main gauche et l'*état général* est *atonique* moins résistant avec la baisse gauche qu'avec la baisse droite.

Voici les degrés obtenus 20°, 30°, 40° plus bas à gauche et plus élevés d'une égale quantité à droite.

Les lois de l'équilibre dynamique entre le côté droit et le côté gauche exigent autant de baisse d'un côté que de hausse de l'autre.

2° Les coxalgiques boiteux à droite ont moins

de sécrétion cutanée à la main droite qu'à la main gauche.

M<sup>lle</sup> M... est atteinte de coxalgie droite. Les formules de la Bioscopie prises très souvent ont indiqué moins d'hygrométrie vitale venant de la main droite que de la main gauche. Le Bioscope baisse à droite de 20°, 30", 40" degré en moins de la main droite et en plus de la main gauche. L'état général est *plus tonique* et *plus résistant* avec la baisse droite qu'avec la baisse gauche.

La reproduction de ces faits est à la portée de tout le monde et facile à constater.

Si, par hasard le contraire se produit, *c'est l'exception* et il faut l'attribuer à une émotion et à un phénomène moral qui, momentanément, rend fort le côté faible par une intervention spéciale des deux systèmes nerveux qui nous régissent : l'un sous la dépendance *trophique*, et l'autre sous l'influence *Musculo-Psychique* des cérébraux.

Cette étude de l'action réciproque des deux systèmes nerveux sera un jour approfondie par la Bioscopie.

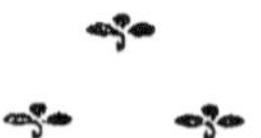

# QUATRIÈME CHAPITRE

# LA PHTISIE

**La Bioscopie range la médecine
parmi les sciences exactes**

1º La Phtisie tuberculeuse qui creuse une caverne sous-claviculaire à gauche a plus de sécrétion cutanée de la main gauche que de la main droite.

*Obs. 1.* — M. S. est atteint de Phtisie : Il y a une caverne à gauche et pas à droite ; il y a plus d'activité dans les glandes fonctionnelles de la main gauche, et moins dans la main droite.

La cause vient de l'état actif morbide du poumon G qui rend passif le côté droit.

Telles sont les lois dynamiques de l'entrecroisement bilatéral.

Nous les retrouvons toujours les mêmes dirigées par le mode d'action entrecroisée des *nerfs trophiques* et *musculo-psychiques* qui marchent d'accord.

L'état général est *tonique* plus résistant avec la baisse droite qu'avec la baisse gauche.

*Obs. 2.* — Mlle D. Phtisie du poumon gauche : hausse de 30 o/o de la sécrétion cutanée de la main gauche et baisse de 30 o/o de la main droite.

*Obs. 3.* — Mlle Angelle. Phtisie du poumon gauche : hausse de 9 o/o de l'hygrométrie vitale de la main gauche et baisse de 9 o/o de la main droite.

*Obs. 4.* — M. C... Phtisie du poumon gauche : hausse de 50 o/o de la transpiration de la main gauche, et baisse de 50 o/o de la main droite.

2° La Phtisie qui creuse une caverne sous-claviculaire du côté droit a plus de sécrétion cutanée de la main droite que de la main gauche.

*Obs. 1.* — M. B..., atteint de Phtisie du poumon droit : hausse de 20 o/o de la perspiration de la main droite et baisse de 20 o/o de la perspiration de la main gauche.

*Obs. 2.* — Mlle D..., atteinte de Phtisie du poumon droit : hausse de 13 o/o de la secrétion cutanée de la main droite et baisse de 13 o/o de la sécrétion cutanée de la main gauche.

*Obs. 3.* — M. L..., atteint de Phtisie du poumon droit : hausse de 31 o/o de la transpiration de la main droite et baisse de 31 o/o de la transpiration de la main gauche.

*Obs. 4.* — M. B..., atteint de Phtisie du poumon droit : hausse de 28 o/o d'hygrométrie vitale de la main droite et baisse de 28 o/o de l'hygrométrie vitale de la main gauche. L'état général est *atonique* moins résistant avec la baisse gauche qu'avec la baisse droite.

Tous les médecins peuvent vérifier chaque jour avec un Bioscope ces faits inconnus jusqu'à ce jour, dont l'importance n'échappera à aucun observateur pour connaître le mécanisme de la vie bilatérale à la fois active d'un côté et passive de l'autre.

Méconnaître ces lois vitales, c'est agir et faire de la médecine en aveugle.

Tout, dans le mécanisme organique fonctionnel, obéit aux lois de l'entrecroisement nerveux *cerebro-musculo-psychique* marchant d'accord avec *les nerveux trophiques* : sauf quand il y a lutte entre les deux systèmes nerveux et dans cette lutte il se produit une poussée nerveuse que le Bioscope contrôle, indique et définit.

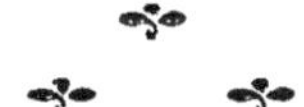

# CINQUIÈME CHAPITRE

# LE CANCER

**La Bioscopie range la médecine
parmi les sciences exactes**

1º Les femmes atteintes du cancer du sein gauche ont moins de sécrétion cutanée de la main gauche que de la main droite.

*Obs. I.* Mme M... porte un squirrhe du sein G. Elle a été observée au bioscope plusieurs fois. Elle a toujours eu moins d'activité dans la sécrétion cutanée de la main G que de la main D dans les proportions de 3o o/o, 20 o/o, 5o o/o de moins à gauche.

*C'est l'état* passif du côté gauche qui correspond à celui du sein gauche.

S'il y a *une poussée* nerveuse par une émotion ou tout autre cause interne ou externe, consciente ou inconsciente, il y a renversement de l'équilibre sudoral sensible ou insensible qui se traduit par une hausse gauche active et par conséquent une baisse passive à droite.

Nous retrouvons pour le cancer du sein G, le le même entrecroissement bilatéral que dans nos observations précédentes.

Le mode d'action entrecroisé des nerfs trophiques et musculo-psychique marche ordinairement d'accord et, par exception, sur une intervention d'excitation des nerfs psychiques, il y a renversement momentané de l'équilibre trophique : l'Etat général est *atonique* avec la baisse G.

*Obs. II.* Mme V... Cancer du sein gauche : 26 o/o 3o o/o de baisse de l'hygrométrie vitale de la main gauche et 26 o/o 3o o/o hausse de la main droite.

*Obs. III.* Mme M... Carcinome du sein G, 40 o/o de moins de transpiration de la main G que de la main D.

*Obs, VI.* Mme Durif. Cancer suppuré du sein G, 36 o/o de moins de perspiration de la main G que de la main D.

*L'état passif* est à gauche du côté du corps et du côté du sein malade. L'état actif est du côté opposé.

2° Les femmes cancereuses du sein droit ont moins de sécrétion cutanée à la main droite et et plus à la main gauchs.

*Obs. I.* Mme B... atteinte d'un squirrhe du sein D présente : 40 o/o de moins d'hygrométrion vitale de la main D et 40 o/o de plus à la main G.

*Obs. II.* Julie Pl. porte un cacinome du sein

D : Elle a 20 o/o de moins de transpiration à la main D et 20 o/o de plus à la main G.

*Obs. III.* Mme A... atteint de cancer du sein D nous a donné 25 o/o et 20 o/o de moins d'hygrométrie de la main D et 25 o/o et 20 o/o de plus à la main G.

*Obs. IV.* Mme M... cancer du sein D avec 35 o/o de moins de sécrétion cutanée à la main D et autant de plus à la main G.

L'état général est plus résistant avec la Baisse D qui avec la baisse G.

Tous les médecins amis du progrès de la médecine n'auront bientôt qu'un désir celui de se procurer un bioscope pour contrôler les observations ci-dessus et pour suivre la marche du cancer du sein *à l'état actif* et *passif.*

Ils n'indiqueront l'opération chirurgicale que lorsque le cancer sera à l'état passif, devant éviter le couteau pendant l'état actif.

Telle est la vraie chirurgie vitale non aveugle, digne du progrès, la chirurgie de l'avenir.

# SIXIÈME CHAPITRE

# LE DIABÈTE

La Bioscopie range la médecine
        parmi les sciences exactes

*La Bioscopie mesure le mode d'action trophique
que des nerfs vaso moteurs par l'état hygrométrique des mains chaudes dans le diabète.*

1º *Le diabétique* qui a moins de sécrétion
cutanée de la main Gauche que de la main
Droite, a moins de résistance vitale avec la
baisse G qu'avec la baisse D.

*Obs. I.* 1899.— M. B., diabétique n'a aucune
lésion organique appréciable. Il présente 6 o/o,
24 o/o de moins d'activité sécrétoire de la main G
que de la main D. Il meurt après la saison de
Vichy.

*Obs. II.* 1899.— M. A., diabétique sans autre
maladie. Il mesure au bioscope 3o o/o, 12 o/o,

25 o/o, de moins de transpiration de la main G que de la main D. Il meurt 18 mois plus tard.

*Obs. III,* 1900. — Madame C. est diabétique, mais bien portante du reste. La Bioscopie nous donne 15 o/o, 34 o/o, 62 o/o de moins d'hygrométrie vitale de la main G que de la main D. Elle meurt deux ans plus tard.

*Obs. IV,* 1901. M. L. diabétique. Le dosage du sucre l'inquiète mais il ne se sent pas malade. La Bioscopie révèle 65 o/o, 40 o/o, 30 o/o de moins de perspiration à la main G qu'à la main D. Il meurt 18 mois plus tard.

Ces observations semblent prouver que le diabétique qui présente au bioscope la baisse G, à moins de chance de guérison que celui qui présente la baisse D, surtout si le sujet a dépassé 50 ans. C'est aux bioscopistes de l'avenir d'en rechercher la cause.

2° *Le diabétique* qui a moins de sécrétion cutanée de la main D que de la main G, a plus de résistance vitale avec la baisse D qu'avec la baisse G.

*Obs. I,* 1899. — Mme B., diabétique, menacée de rhumatisme gouteux, soignée pendant 15 ans à Vichy, présente 20 o/o, 34 o/o, 15 o/o de moins d'activité de sécrétion cutanée à la main D qu'à la main G.

*Obs. II,* 1900. — M. O., diabétique, examiné pendant plusieurs années de suite, donne au bioscope 15 o/o, 18 o/o, 25 o/o de moins d'hygrométrie vitale à la main D qu'à la main G.

*Obs. III*, 1901.— L'abbé G., diabétique, indique 40 o/o, 5o o/o, 60 o/o de moins de transpiration à la main D qu'à la main G. Il se porte normalement sans rien sentir de la maladie dont il est atteint.

*Obs. IV.*— Mlle B., diabétique, présente l'observation la plus intéressante. J'ai examiné au bioscope cette vieille dame 25 ans et elle a atteint l'âge de 87 ans. Le diabète n'a jamais cessé il a toujours oscillé entre 3o et 70 grammes de sucre par litre. La Bioscopie a toujours reconnu de 3o o/o à 6o o/o de moins de perspiration â la main D qu'à la main G.

Nous croyons pouvoir *conclure* que le pronostic de la baisse D dans le diabète est bien moins grave et moins dangereux que celui de la baisse G et pouvoir prédire une plus longue vie aux diabétiques qui baissent à Droite qu'à ceux qui baisse à Gauche.

# SEPTIÈME CHAPITRE

# L'ALBUMINURIE

La Bioscopie range la médecine
parmi les sciences exactes

*De l'albuminurie selon l'inclinaison du bioscope en baisse du côté gauche ou en baisse du côté droit.*

1° *L'albumineux a moins de résistance vitale,* avec une sécrétion cutanée moindre de la main gauche que de la main droite.

*Obs. 1.* — M... a 62 ans. Il présente à l'analyse d'urine une quantité variable de 1 à 3 grammes par litre.

Le bioscope donne 18 o/o de moins d'hygrométrie vitale à la main G qu'à la main D.

La mort est survenue six mois après la saison de Vichy.

*Obs. 2.* — A..., albumineuse, âgée de 50 ans, donne moins de transpiration à la main G qu'à la main D, 25 o/o. Sa mort survient 28 mois après Vichy.

*Obs. 3.* — C..., albumineuse et diabétique, donne comme formule bioscopique 13 o/o et 25 o/o de moins de perspiration à la main G qu'à la main D. Nous avons appris son décès dans le courant de l'année qui a suivi la saison de Vichy.

*Obs. 4.* — E..., atteint d'albuminurie avec anasarque est inscrit avec 25 o/o, 35 o/o, 42 o/o de sécrétion cutanée, moindre à la main G qu'à la main D. Il n'a survécu que peu de temps après.

Tous ces albuminuriques n'ont pas dépassé plus de 28 mois après le traitement thermal.

Nous appelons l'attention des médecins sur *le pronostic* indiqué par la bioscopie et la facilité qu'ils auront de pouvoir connaître d'une façon précise le mauvais état de leur client et l'urgence de le surveiller de très près, sauf exception.

*Il faut noter* que sous l'influence de la poussée thermale la baisse G peut devenir baisse D. Cela est un bon signe d'améliorations à la condition que la baisse D persistera et qu'elle ne soit pas momentanée.

*Comment expliquer ce renversement de l'équilibre qui, sous l'influence* des Eaux, passe de la baisse G à la baisse D ?

Nous l'attribuons à l'intervention des nerfs cérébraux qui excitent les vaso-moteurs. Le malade n'a aucune conscience de ce changement d'équilibre. Le Bioscope seul en révèle l'existence.

Rien n'est plus intéressant que ces recherches touchant le mode d'action thermale pendant le traitement de l'albuminurie.

2° *L'Albumineux a plus de résistance vitale* avec une sécrétion cutanée moindre de la main droite que de la main gauche.

*Obs. I.* B.,. est atteint d'une forte albuminurie ; nous le soignons depuis plusieurs années. Elle présente toujours ou Bioscope 20 o/o, 25 o/o, 40 o/o de moins de sécrétion cutanée à la main D qu'à la main G. Vichy lui fait du bien et prolonge son existence.

*Obs. II.* D... est notre client depuis sept ans. Il a ordinairement 15 o/o, 30 o/o de moins de transpiration de la main D que de la main G. Son albuminurie ne change pas. Vichy lui fait du bien.

*Obs. III.* M... est tous les ans fidèle à Vichy et à son médecin depuis plusieurs années. Le Bioscope à son arrivée indique 10 o/o, 30 o/o, 40 o/o de Baisse D avec autant de hausse G. Vichy l'améliore, mais son albumine persiste.

*Gbs. IV.* Mme G. de Reims est l'observation la plus remarquable. Cette dame a fréquenté Vichy 25 ans. Elle a atteint l'âge respectable de 77 ans. Tous les ans nous avons constaté de l'albumine dans ses urines et le Bioscope a toujours incliné vers 10 o/o, 15 o/o, 35 o/o de baisse D et de hausse G.

*Nous pouvons conclure pour l'albuminurie comme pour le diabète :*

L'état général faible du malade présente plus

de résistance vitale avec la sécrétion cutanée de la main droite moindre que celle de la main gauche. C'est le contraire si la main gauche a moins de transpiration proportionnelle à la main gauche qu'à la main droite.

Cette découverte, d'une laborieuse et patiente observation mathématique avec le bioscope, étant acquise, à quoi faut-il l'attribuer au point de vue physiologique ? Il nous est démontré que la force première est et doit être attribuée aux nerfs conducteurs du sang. Ces nerfs sont les vaso-moteurs du grand sympathique qui enlacent les vaisseaux d'un réseau inextricable. Les nerfs cérébro-spinaux se joignent à eux pour l'action commune ; mais leur rôle fonctionnel est vibratoire et surtout musculo psychique — la volonté commande à la contraction et à la dilation musculaire. Les cérébraux ne jouent que le rôle d'excitateur temporaire sans la sensibilité.

Les vaso-moteurs ont le premier rôle dans le travail de l'assimilation et de la désassimilation des tissus vivants. Les nerfs du grand sympathique sont les mêmes que les vaso-moteurs et produisent *l'unité* du mouvement trophique bilatéral : La doctrine bioscopique enseigne que la *vie dépend* du synchronisme de la vibration des nerfs *cérébro rachidiens sympathiques.*

# HUITIÈME CHAPITRE

## ❧ L'ESTOMAC ☙

(I<sup>re</sup> CLASSE)

**Le vitalisme bioscopique et passif à G actif à D. Le Bioscope mesure les degrés de l'énergie vitale de la Grande-Grille et de l'Hôpital.**

*Maladies de l'estomac et de l'appareil digestif selon l'inclinaison du bioscope vers la baisse du côté gauche passif.*

La Bioscopie ne reconnaît que deux sortes de maladies vitales de l'estomac avec le bioscope indiné à G. Nous allons décrire la *maladie de l'estomac* qui coïncide avec la baisse bioscopique passive à G.

La Bioscopie est fondée sur la répartition proportionnelle *entrecroisée* de l'hygrométrie vitale cutanée des mains, comparée entre la main D et la main G.

*Le diagnostic bioscopique* tient en premier lieu compte de la classification ordinaire des médecins, fondée, soit sur les symptômes apparents souvent trompeurs, soit sur l'anatomie pathologique qui ne peut avoir lieu sur le vivant : La médecine des microbes, des cellules anatomiques et de la chimie, échappe au bioscopiste. *Son dogme est celui de la vibration vitale unifiée sur les deux systèmes nerveux entrecroisés.*

*Quand les classiques disent :* Colique d'estomac, indigestion, dilatation de l'estomac, dyspepsie acide, flatulente, catarrhe de l'estomac, gastrite, cancer de l'estomac, etc., etc., *le bioscopiste diagnostique une gastro-entero splenite passive à G* si le bioscope s'incline vers la baisse du côté G. *Dans ce cas,* le foyer passif du mouvement fonctionnel de l'estomac *trop lent,* diminue la sécrétion gastrique qui marche d'accord avec le mouvement fonctionnel *passif et lent* de la sécrétion cutanée de la main G. Le diagnostic du bioscopiste se borne à cette distinction banale : *Transpiration faible de la main G : Estomac paresseux souvent en congestion passive nerveuse ou sanguine.*

Quelle donnée nouvelle en médecine la Bioscopie vient-elle apporter à la science mathématique du vitalisme pathologique, thérapeutique et du pronostic des maladies de l'estomac ?

*Pour la pathologie.—* La Bioscopie fournit au médecin le moyen certain de reconnaître si l'estomac est passif. Elle fournit la simplification d'une méthode mathématique physique accessible à tous les médecins *de bonne volonté,* laquelle s'accorde avec les lois dynamiques sécrétoires de l'état général. D'où le diagnostic bioscopique : *Gastro entero splenite passive à* G avec l'inclinaison du bioscope vers la baisse du côté G. Ce diagnostic bioscopique vital embrasse tout l'appareil digestif du côté gauche passif.

*Pour la thérapeutique.*— La Bioscopie donne au médecin le moyen de reconnaître si la médication mise en usage est favorable, incertaine, douteuse, inutile ou nuisible. *En effet,* toute maladie de l'estomac passif ou paresseux qui présente au commencement de la saison de Vichy 10 o/o, 20 o/o, 3o o/o, 40 o/o, 5o o/o de baisse bioscopique G est indiquée par la sécrétion cutanée de la main G, *plus faible* que celle de la main D. Ce diagnostic : *Gastro entero splenite passive,* indique l'estomac lent, paresseux ou en congestion passive. Or, au départ de Vichy, après vingt jours de traitement, la sécrétion cutanée des mains se renverse. La quantité sudorale de la main G est *plus forte* que celle de la main D. Que s'est-il donc passé par le fait des eaux thermales ? Un changement d'équilibre dans le dynamisme bilatéral de toutes les sécrétions du corps indiqué par le renversement de la sécrétion cutanée des mains.

L'estomac paresseux est devenu actif. La sécrétion gastrique a augmenté en même temps que la sécrétion cutanée de la main G. Cette *sympathie d'union* se produit par le balancement isochrone bilatéral de toutes les sécrétions du corps sous le commandement *de l'unite* nerveuse, sanguine et calorifique qui fait d'un côté la diminution et de l'autre l'augmentation des sécrétions et vice versa.

*Loi de correspondance. Loi de contraction et de dilatation bilatérale proportionnelle.*

La Bioscopie démontre qu'on ne peut pas isoler le mode d'action de la sécrétion gastrique des autres sécrétions congénères, sécrétions sudorale, urinaire, biliaire, etc., etc. ; puisque toutes les sécrétions viennent du mouvement isochrone, des nerfs, du sang et de la chaleur vitale... Les nerfs commandent au sang de fournir la matière première qui convient à chaque organe, à chaque tissu, à chaque appareil en particulier. La Bioscopie *unifie* mathématiquement le mécanisme de toutes les sécrétions du corps. Nous prenons pour base le mécanisme proportionnel de la sécrétion cutanée des mains, laquelle est seule accessible à nos moyens physique d'investigation médicale. *En conséquence,* selon la logique de milliers d'observations bioscopiques, nous sommes amené à considérer *comme centre de la vie trophique* les nerfs du grand sympathique avec les plexus solaire et semi-lunaire situés au creux épigastrique, comme possédant la propriété de rayonner dans tout le corps en entourant les vaisseaux sanguins de leurs puissantes vibrations rythmées, distribuant le sang de l'assimilation et de la désassimilation soit chimique, soit cellulaire, selon ce qui convient à chaque tissu, à chaque organe, à chaque appareil.

La Bioscopie apprend que la vie dépend du synchronisme bilatérale *de la vibration des nerfs cérébro, cardiaque, sympathique.*

*Pronostic des maladies de l'estomac.* — Le pronostic bioscopique qui résulte de l'inclinaison sur la baisse G est plus sérieux que celui de la baisse opposée à D. Nous avons pris beaucoup d'observations sur les maladies de l'estomac traitées à Vichy. Il nous a toujours été démontré que la baisse G avait moins de résistance vitale que la baisse D. Le médecin doit donc redoubler de vigilance si le bioscope s'incline vers la baisse G.

Toutes nos observations bioscopiques *dans toutes les maladies* sont d'accord pour indiquer la baisse G comme moins favorable que la baisse D.

*Physiologie bioscopique des maladies de l'estomac en baisse G.* — La Bioscopie dans sa classification vitaliste des maladies de l'estomac, comprend le diagnostic : Gastro-entero-splenite passive à G, toutes les maladies passives situées sur le corps à gauche, à cause de l'entrecroisement des nerfs cérébro-rachidiens que la Bioscopie démontre comme formant le tempérament normal le plus souvent passif du côté G.

# L'ESTOMAC



Maladies de l'estomac et de l'appareil digestif selon l'inclinaison du Bioscope vers la Hausse du côté Gauche actif produisant la baisse D.

La Bioscopie ne reconnaît que deux sortes de maladies vitales de l'estomac. Nous allons décrire les maladies de l'estomac et de l'appareil digestif qui coïncident avec la Hausse bioscopique active à G en baisse D.

La Bioscopie est fondée sur la répartition proportionnelle *entrecroisée* de l'hygrométrie vitale cutanée des mains comparée entre la main D. et la main G.

*Le Diagnostique bioscopique* tient en premier lieu compte de la classification ordinaire des médecins fondée, soit sur des symptômes apparents souvent trompeurs, soit sur l'anatomie pathologique qui ne peut avoir lieu sur le vivant. La médecine des microbes, des cellules anatomiques, et de la chimie, échappe au bioscopiste. *Son dogme est celui de la vibration vitale unifiée*

*sur les deux systèmes nerveux entrecroisés, diri-
geant tout le travail trophique et rachido-
cérébral.*

*Quand les classiques disent :* Colique d'estomac, indigestion, dilatation de l'estomac, dyspepsie acide, flatulente, catarrhe de l'estomac,
gastrite, cancer de l'estomac, etc , etc., le Bioscopiste diagnostique : *une Gastro-entero-splenite
active* à G, et en baisse D, si le Bioscope incline
vers la Hausse du côté gauche. *Dans ce cas*, le
foyer actif du mouvement fonctionnel de l'estomac
*trop vif,* augmente la sécrétion gastrique qui
marche avec le mouvement fonctionnel *vif et
actif* de la sécrétion cutanée de la main G. Le
diagnostic du bioscopiste se borne à cette distinction banale : *Transpiration forte de la main G :
Estomac irrité, souvent en congestion active,
nerveuse ou sanguine.*

La Bioscopie ne mesure l'état passif et actif de
l'estomac que par sa similitude avec la sécrétion des mains.

Quelles données nouvelles en médecine la
Bioscopie vient-elle apporter à la science mathématique du vitalisme pathologique, thérapeutique et du pronostic des maladies de l'estomac
ici à l'état actif ?

Pour la pathologie. La Bioscopie fournit au
médecin le moyen certain de reconnaître si l'état
général sécrétoire actif est du côté G. Elle fournit la simplification d'une méthode mathématique physique accessible à tous les médecins *de*

*bonne volonté*, laquelle s'accorde avec les lois dynamiques sécrétoires de l'état général qui indique aussi le diagnostic de l'appareil digestif : *Gastro-entero-splenite active à G* avec l'inclinaison du Bioscope vers *la Hausse* du côté G. C'est aussi le diagnostic différenciel de l'état général actif à G en rapport avec celui du foie passif à D et de l'estomac actif à G.

*Pour la thérapeutique.* La Bioscopie fournit au médecin le moyen de reconnaître si la médication mise en usage est favorable, incertaine, douteuse, inutile ou nuisible. *En effet,* toute maladie de l'estomac actif ou irrité à G qui présente au commencement de la saison de Vichy 10 0/0, 2o 0/0, 3o 0/0, 40 0/0, 5o 0/0 de Hausse bioscopique G est indiquée par la sécrétion cutanée de la mai G, *plus forte* que celle de la main D. Ce diagnostic : *Gastro-entero-splsnite* actif à G, indique l'estomac actif, irrité ou en congestion vive. Or, au départ de Vichy, après vingt jours de traitement, la sécrétion cutanée des mains se renverse. La quantité sudorale de la main G est *plus faible* que celle de la main D. Que s'est-il donc passé par le fait des eaux thermales ? Un changement d'équilibre dans le dynamysme bilatéral de toutes les sécrétions du corps indiqué par le renversement de la sécrétion des mains.

L'estomac actif est devenu paresseux, selon l'état bilatéral cutané. La sécrétion gastrique a diminué en même temps que la sécrétion cutanée de la main G. *Cette sympathie* d'union se produit par le balancement isochrone bilatéral de toutes les sécrétions du corps sous le commandement *de l'unité* nerveuse, sanguine et de la chaleur vitale qui fait d'un côté la diminution et de l'autre l'augmentation des sécrétions et *vice versa. Loi de correspondance, Loi de contraction et de dilatation bilatérale proportionnelle.*

La Bioscopie démontre qu'on ne peut pas isoler le mode d'action de la sécrétion gastrique des autres sécrétions congénères : sécrétion sudorale, biliaire, etc., etc. ; puisque toutes les sécrétions viennent du mouvement isochrone, des nerfs, du sang et de la chaleur vitale. Les nerfs commandent au sang de fournir la matière première qui convient à chaque organe, à chaque tissu et à chaque appareil en particulier. La Bioscopie *unifie* mathématiquement le mécanisme de toutes les sécrétions du corps, en prenant pour base le mécanisme proportionnel de la sécrétion cutanée des mains, laquelle est seule accessible à nos moyens physiques d'investigation médicale.

En conséquence, selon la logique de milliers d'observations bioscopiques, nous sommes amené à considérer comme *centre de la vie trophique* les nerfs du grand sympathique avec les plexus solaire et semi-lunaire situés au creux épigastrique, comme possédant la propriété de rayonner dans tout le corps en entourant les vaisseaux sanguins de leurs puissantes vibrations rythmées, distribuant le sang de l'assimilation et de la désassimilation soit chimique, soit cellulaire, selon ce qui convient â chaque tissu, à chaque organe, à chaque appareil

*D'où la doctrine de la Bioscopie.* La Bioscopie enseigne que la vie dépend du *synchronisme* bilatéral de vibration des nerfs *cérébro-cardiaques sympathiques entrecroisés.*

*Pronostic des maladies de l'estomac.* Le pronostic bioscopique qui résulte de l'inclinaison de Hausse G est moins sérieux que celui de la baisse G. Nous avons pris beaucoup d'observations sur les maladies de l'estomac traitées à Vichy. Il nous a toujours été démontré que la Hausse G correspond à la baisse D avait plus de résistance vitale que la baisse G correspondant à la Hausse D. Le médecin doit donc être plus rassuré si le Bioscope s'incline plutôt en baisse D qu'en baisse G dans les maladies gastriques.

Du reste toutes nos observations bioscopiques *dans toutes les maladies* sont d'accord pour indiquer la baisse G comme moins favorable que la baisse D.

*Physiologie bioscopique des maladies de l'estomae en Hausse G et Baisse D.* La Bioscopie dans sa classification vitaliste des maladies de l'estomac, de l'intestin, de la rate avec le diagnostic : Gastro-entero-splenite active à G, comprend toutes les maladies de cet appareil organique et fonctionnel situé sur le côté du cops actif G et passif à D. La Bioscopie les réunit à cause de l'entrecroisement des nerfs cérébro-rachidiens-sympathiques qui activent le mouvement en Baisse D et Hausse G, lequel peut être poussé et dévié en sens inverse par l'intervention inopinée des musculo-psychiques qui ont le commandement supérieur conscient ou inconscient de tout l'organisme vivant.

# NEUVIÈME CHAPITRE

---

## Mesure de l'énergie vitale par la Bioscopie qui range la médecine parmi les sciences exactes.

---

### Le Bioscope et sa graduation

---

Jusqu'à 25 degrés les chiffres de l'énergie vitale sont au $1^{er}$ rang près de l'équilibre.

Au-delà de 25 degrés les chiffres de l'énergie vitale sont au $2^{me}$ rang loin de l'équilibre.

La Bioscopie est une science qui exige une certaine attention au début de son étude et de son application dans la pratique médicale. Ses indications servent de guide au médecin consultant qui s'y adonne et aux malades qui en suivent les degrés avec le plus grand intérêt comme étant le plus sûr moyen qu'ils peuvent avoir de connaître leur état de santé, de maladie et de guérison.

Le Bioscope a sa place marquée dans le cabinet de tout médecin consultant.

| Gamme musicale vibratoire.... Hausse | **Do** | **Si** | **La** | **Sol** | **Fa** | **Mi** |
|---|---|---|---|---|---|---|
| Gamme acoustique vibratoire... » | Octave | 7ᵐᵉ | Sixte | Quinte | Quarte | Tierce |
| Gamme mathématique vibratoire » | 2/1 | 15/8 | 5/3 | 3/2 | 4/3 | 5/4 |
| Gamme bioscopique vibratoire. . » | 200°/° | 187°/. | 166°/. | 150°/. | 133°/. | 125°/. |
| Equilibres bioscopiques...... | | | Sus-Equilibre | | | |
| Degrés bioscopiques......... » | 50° | 47° | 40° | 34° | 25° | 20° |
| Intervalles bioscopiques....... » | de 50° à 40° | | | de 40° à 20° | | |
| Graduation de la santé bioscopique » | Santé nerveuse | | | Santé variable | | |

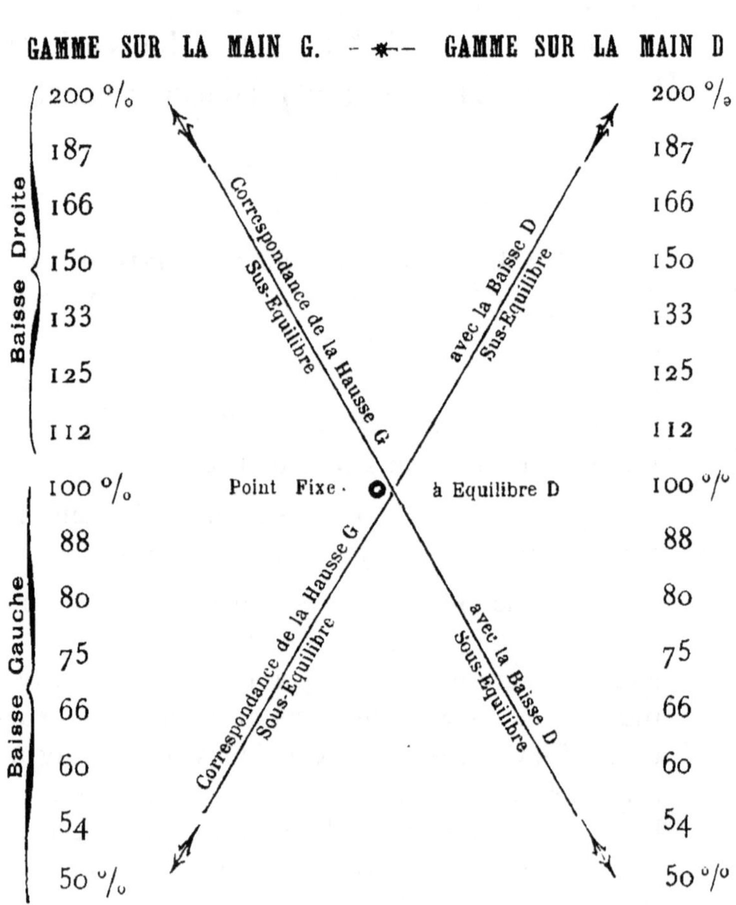



| Gamme sur la main gauche. — | Elle baisse de 200 °/. à 50 °/. |
|---|---|
| | Elle hausse de 50 °/. à 200 °/. |
| Gamme sur la main droite. — | Elle baisse de 200 °/. à 50 °/. |
| | Elle hausse de 50 °/. à 200 °/. |

# Bioscopie technique et mathématique

| Ré | Do | Si | La | Sol | Fa | Mi | Ré | Do | Baisse |
|---|---|---|---|---|---|---|---|---|---|
| Seconde | Fondamentale | Seconde | Tierce | Quarte | Quinte | Sixte | 7$^{me}$ | Octave | » |
| 9/8 | 1/1 | 8/9 | 4/5 | 3/4 | 2/3 | 3/5 | 8/15 | 1/2 | » |
| 112°/₀ | 100₀/° | 88°/₀ | 80°/° | 75°/₀ | 66°/₀ | 60°/₀ | 53°/₀ | 50°/₀ | » |
| Equilibre | | | | Sous-Equilibre | | | | | |
| 12° | 0° | 12° | 20° | 25° | 34° | 40° | 47° | 50° | » |
| de 20° à 0° | | | à 20° | de 20° à 40° | | de 40° | à | 50° | » |
| Santé résistante | | | | Santé variable | | | Santé nerveuse | | » |

# CORRESPONDANCE BIOSCOPIQUE

DE LA BAISSE AVEC LA HAUSSE UNIFIÉE

| B. g. | H. g. | D. | | B. g. | H. g. | D. |
|---|---|---|---|---|---|---|
| 100 | 100 | 0 | | 74 | 134 | 26 |
| 99 | 101 | 1 | | 73 | 136 | 27 |
| 98 | 102 | 2 | | 72 | 138 | 28 |
| 97 | 103 | 3 | | 71 | 140 | 29 |
| 96 | 104 | 4 | | 70 | 142 | 30 |
| 95 | 105 | 5 | | 69 | 144 | 31 |
| 94 | 106 | 6 | | 68 | 146 | 32 |
| 93 | 107 | 7 | | 67 | 148 | 33 |
| 92 | 108 | 8 | | 66 | 150 | 34 |
| 91 | 110 | 10 | | 65 | 153 | 35 |
| 89 | 111 | 11 | | 64 | 156 | 36 |
| 88 | 112 | 12 | | 63 | 159 | 37 |
| 87 | 113 | 13 | | 62 | 162 | 38 |
| 86 | 114 | 14 | | 61 | 164 | 39 |
| 85 | 116 | 15 | | 60 | 166 | 40 |
| 84 | 118 | 16 | | 59 | 170 | 41 |
| 83 | 120 | 17 | | 58 | 174 | 42 |
| 82 | 122 | 18 | | 57 | 178 | 43 |
| 81 | 124 | 19 | | 56 | 180 | 44 |
| 80 | 125 | 20 | | 55 | 184 | 45 |
| 79 | 126 | 21 | | 54 | 186 | 46 |
| 78 | 128 | 22 | | 53 | 187 | 47 |
| 77 | 130 | 23 | | 52 | 196 | 48 |
| 76 | 132 | 24 | | 51 | 198 | 49 |
| 75 | 133 | 25 | | 50 | 200 | 50 |

*De 100 à 200 o/o à gauche correspond de 100 50 o/o à droite,* soit 150 o/o = 66 o/o. *Si le côté gauche est malade* il y a 34° de hausse gauche du côté de l'estomac à l'état actif au-dessus de 100 o/o. — *Si le côté droit est malade* il y a 34° de baisse du côté du foie à l'état passif ou paresseux au-dessous de 100 o/o.

*De 100 à 50 o/o à gauche correspond de 100 à 200 o/o à droite,* soit 66 o/o = 150 o/o. *Si le côté gauche est malade* il y a 34° de baisse gauche du côté de l'estomac à l'état passif ou paresseux au-dessous de 100 o/o. — *Si le côté droit est malade,* il y a 34° de hausse droite du côté du foie à l'état actif au-dessus de 100 o/o.

Cette technique bioscopique permet d'établir l'état actif ou passif d'une maladie ; son degré de gravité, la direction du traitement et ses effets thérapeutiques.

Le côté où se trouve l'organe malade force le côté bien portant à se dévier, en sens inverse, d'une quantité égale sans que le malade ait conscience de cette déviation.

1° La baisse bioscopique sur la main G diagnostique *directement* la baisse du côté G où siègent les organes faibles. Ces organnes comprennent : le cœur, à cause de sa pointe à G, le poumon G, la rate, l'estomac, le colon descendant, le rein, l'ovaire, le testicule G, le cerveau D, à cause de son entrecroisement avec le cerveau G. Et les membres du côté G.

2° La hausse bioscopique sur la main G diagnostique, *en sens inverse,* la baisse du côté D où siègent les organes faibles. Ces organes comprennent : le poumon D, le foie, le colon ascendant, le rein, l'ovaire, le testicule D, le cerveau G, à cause de son entrecroisement avec le cerveau D et les membres du côté D.

*Formule Bioscopique de M*

*Commencement du traitement le*

1<sup>re</sup> Epreuve. { Main gauche..... / Main droite...... ——— Rapport...

2<sup>e</sup> Epreuve. { Main gauche .... / Main droite.. ... ——— Rapport.

TOTAL...

Moyenne ou coefficient de la santé jusqu'à 25 degrés ou de la Maladie.
Les chiffres de l'énergie vitale sont :

*Diagnostic au premier rang près de l'équilibre.*
*Traitement et Régime au-delà de 25 degrés. Les chiffres de l'énergie vitale sont au deuxième rang loin de l'équilibre.*

**La BIOTHERAPIE nouvelle thérapeutique mathématique qui se sert des formules de la Bioscopie pour mesurer les effets favorables ou défavorables de la Saison Thermale de Vichy ou de toute autre médication.**

*Fin du traitement le*

1<sup>re</sup> Epreuve. { Main gauche... . / Main droite...... ——— Rapport.

2<sup>e</sup> Epreuve. { Main gauche..... / Main droite . .. ——— Rapport

TOTAL...

Moyenne ou Coefficient Thérapeutique. Eloignement de l'équilibre défavorable.

*Résultat de la Médication. Rapprochement de l'équilibre favorable.*

# LE BIOSCOPE & LA BIOSCOPIE

Le *Bioscope* est un hygromètre médical. La *Bioscopie* sert à mesurer les pressions de l'hygrométrie vitale des deux mains chaudes, c'est-à-dire leur humidité produite par la sécrétion cutanée bilatérale.

### Construction du Bioscope

Cet instrument repose sur la propriété que possède le fil de coton tordu, maintenu immobile dans un espace clos à l'aide de quatre branches d'aluminium, de se mettre en mouvement de torsion et de faire tourner plus ou moins vite les aiguilles, selon le plus ou moins de transpiration sensible ou insensible des mains chaudes.

### Mécanisme du Bioscope

On introduit les mains, chacune séparément, dans l'instrument qui a la forme d'une lanterne avec deux appendices latéraux, ouverts à l'aide d'une porte à coulisse. Les parois de l'appareil sont de verre mobile pour observer les évolutions des aiguilles, et les essuyer à volonté. L'expérience de chaque main ouverte dure 1 minute. Sous l'influence de l'hygrométrie des mains, le fil est tellement sensible que sa torsion se manifeste de suite. On arrête l'opération à la fin de la première minute, on ouvre les portes, on essuie les verres et l'action de l'air ambiant sèche le fil et lui fait opérer un mouvement de détorsion rapide qui remet les aiguilles en équilibre. Le fil hygrométrique est pendu au centre de la voûte de l'appareil par un crochet intérieur. L'air humide atmosphérique se trouve sans action et ne peut influencer le fil. L'évaporation cutanée agit seule sur lui.

### Graduation

Au-dessous des aiguilles se trouve un cadran divisé en douze degrés, comme le cadran horaire d'une montre. Le premier tour fait 12°, le deuxième 24°, etc., etc. L'expérience d'un très grand nombre d'observations nous a appris que l'aiguille bioscopique peut donner le renseignement en une minute.

### Procédé expérimental

*1ᵉʳ temps, main droite.*— On l'introduit ouverte dans l'ouverture droite, la face palmaire de la main D en regard des aiguilles et à dix centimètres de distance, le poignet entouré d'un collier de fourrure. Aussitôt les aiguilles tournent de gauche à droite. On consigne les degrés parcourus en 1 minute ; on retire la main, on essuie les carreaux. Le fil hygrométrique, se trouvant au contact de l'air libre, exécute un mouvement en sens contraire et, quand la détorsion est complète, l'appareil est remis dans les conditions premières.

*2<sup>e</sup> temps, main gauche.* — On l'introduit ouverte dans l'appendice ouvert gauche. On consigne les degrés parcourus en 1 minute. On retire la main et les carreaux, pour les essuyer, et permettre la détorsion du fil.

### Manière de prendre les formules de la Bioscopie

1<sup>re</sup> ÉPREUVE. — Main droite (chaude, 1 minute d'observation) 12°, main gauche 8°, formule 12 : 100 :: 8 : X. Si 12 égale trois tiers par rapport à 8, qui égale deux tiers, 12 représentera trois fois 33 et 8 deux fois 33, c'est-à-dire 66 o/o. C'est le rapport trouvé au 1<sup>er</sup> coefficient d'hygrométrie vitale.

2<sup>me</sup> ÉPREUVE (immédiatement après la 1<sup>re</sup>). — Main droite 12°, main gauche 9°, formule 12 : 100 :: 9 : X. Si 12 égale quatre quarts par rapport à 9 qui égale trois quarts, 12 représentera quatre fois 25 et 9, trois fois 25, c'est-à-dire 75 o/o. C'est le rapport cherché au 2<sup>me</sup> coefficient de l'hygrométrie vitale.

La moyenne des deux rapports 66 o/o et 75 o/o égale 70 o/o, lequel chiffre représente le degré bioscopique de la baisse hygrométrique.

NOTA. — *Il y a une technique particulière pendant l'hiver.*

- - - - - - - - -

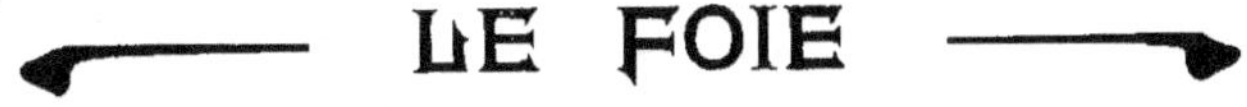

# DIXIÈME CHAPITRE

# LE FOIE

I<sup>re</sup> CLASSE

- - - - - - - - -

Le vitalisme Bioscopique est passif à G
actif à **D**. La Bioscopie mesure les degrés
de l'énergie vitale de la Grande-Grille
et de l'Hôpital.

- - - - - - - - -

*Maladies du foie et de l'appareil digestif à
Droite selon l'inclinaison du Bioscope vers la
Baisse de côté droit passif.*

La Bioscopie ne reconnaît que deux sortes de
maladies *vitales* du foie avec le Bioscope incliné
à droite. 1° Selon la Baisse D à l'état passif,
2° selon la Hausse D à l'état actif. Nous allons
commencer par décrire l'énergie vitale du foie à
l'état passif.

La Bioscopie est fondée sur la répartition
proportionnelle entrecroisée de l'hygrométrie
vitale cutanée des mains comparée entre la
main D et la main G. Pour le diagnostic qui
nous occupe le Bioscope baisse à ·D.

*Le Diagnostic bioscopique* tient, en premier lieu compte de la classification ordinaire des médecins fondée soit sur des symptômes apparents souvent trompeurs, soit sur l'anatomie pathologique qui ne peut avoir lieu sur le vivant.

La médecine microbienne, cellulaire, chimique échappe au Bioscopiste. *Son dogme est celui de la vibration dans les tissus vivants unifiée par les deux systèmes nerveux Cérébro-Rachidiens-Sympathiques entrecroisés.*

*Quand les classiques* disent : Colique hépatique, hypertrophie du foie, cancer, cirrhose, hydatides du foie, etc., etc. *les bioscopistes diagnostiquent : Maladie du foie passive*, parce que le bioscope incline en baisse vers la main D. *Dans ce cas* le foyer passif du mouvement fonctionnel du foie trop lent, trop lourd à D retarde l'activité biliaire qui marche toujours d'accord avec le mouvement fonctionnel de la sécrétion cutanée trop lente de la main D.

Le diagnostic du Bioscopiste se borne à cette distinction banale : transpiration plus faible de la main D que la main G. *Foie paresseux ou en congestion nerveuse ou sanguine.* La Bioscopie ne mesure l'état passif du foie que par sa similitude avec la sécrétion passive de la main D à l'état passif.

*Quelles données nouvelles* en médecine la bioscopie vient-elle apporter à la science mathématique du vitalisme physiologique, pathologique, thérapeutique et du pronostic des maladies du foie à l'état passif ?

*Pour la pathologie.* Elle diagnostique une maladie dite : *gastro-entero-hépatite passive* à D, quand le médecin ordinaire ne peut savoir si le foie est à l'état passif ou actif. Elle indique la simplification médicale d'une méthode mathématique appliquée aux réactions vitales du foie accessible à tous les *médecins de bonne volonté.* Elle montre dans un jour nouveau les lois dynamiques bilatérales de l'état passif du foie. Les écarts d'équilibre du Bioscope permettent de suivre la *marche de la maladie.*

*Pour la thérapeutique.* La Bioscopie donne au médecin le moyen inconnu jusqu'ici de reconnaître si la médication mise en usage est favorable, douteuse, inutile ou nuisible. *En effet,* toute maladie du foie du côté passif, qui se présente au commencement de la saison de Vichy, avec 10 o/o, 20 o/o, 3o o/o, 40 o/o, 5o o/o de baisse bioscopique. D *est indiquée* par la sécrétion cutanée en baisse de la main D proportionnellement moindre que celle de la main G. Au départ de Vichy, après vingt jours de traitement, la sécrétion cutanée des mains se renverse. La quantité sudorale de la main D est plus forte que celle de la main G. Elle est à l'état actif au lieu d'être à l'état passif. La vitalité du côté où siège le foie a augmenté en même temps que la sécrétion cutanée de la main D.

Cette sympathie d'union est due au balancement isochrone bilatéral de toutes les synergies du corps obéissant aux lois de l'équilibre dynamique qui produisent autant de Baisse d'un côté que de Hausse de l'autre et *vice versa.*

Toutes ces excitations obéissent au commandement de l'unité nerveuse sanguine et calorifique entrecroisées produisant d'un côté la diminution et de l'autre l'augmentation de toutes les activités qui se correspondent bilatéralement.

*Loi de contraction et de dilatation du vitalisme proportionnel entre les deux côtés du corps.*

*La bioscopie démontre* qu'on ne peut pas isoler le mode d'énergie du foie des autres sécrétions ses congénères : sécrétion sudorale, rénale, gastrique, intestinale, etc., etc., puisque toutes les réactions du corps viennent du mouvement isochrone des nerfs, du sang et de la chaleur vitale. — Les nerfs commandent la baisse d'un côté et la hausse de l'autre et *vice versa*. Les nerfs ordonnent aux éléments du sang de fournir la matière première qui convient à chaque tissu, à chaque organe, à chaque appareil en particulier. — La bioscopie unifie mathématiquement le mécanisme de toutes les réactions du corps en prenant pour base le travail proportionnel de la sécrétion cutanée des mains, laquelle est seule accessible à nos moyens physiques d'investigations médicales pour nous en donner les formules.

*En conséquence*, selon la logique de milliers d'observations bioscopiques, nous sommes amenés à considérer comme centre de la vie l'union de tous les nerfs, soit trophiques, soit cérébrorachidiens. Les plexus solaire et semi-lunaire du grand sympathique forment la réunion centrale

de la vie trophique au creux épigastrique. Ils
possèdent la propriété de rayonner dans tout le
corps en entourant les vaisseaux sanguins de
leurs puissantes vibrations et en distribuant
l'assimilation et la désassimilation soit chimique,
soit cellulaire, selon ce qui convient à chaque
tissu, à chaque organe et à chaque appareil.
Les nerfs trophiques sont appelés innominés
parce qu'ils sont insaisisables dans leur réseau
inextricable et dans le *mode vaso-moteur* de leur
vitalité. Ils se dérobent aux recherches de l'ana-
tomiste et du physiologiste. La bioscopie démontre qu'ils sont inséparables des nerfs cérébro-rachidiens et entrecroisés comme ces derniers.

*Pronostic des maladies du foie.* — Le pronostic qui résulte de l'inclinaison du bioscope
vers la baisse du côté D est moins grave que
celui de la hausse D. Nous avons pris beaucoup
d'observations sur les maladies traitées à Vichy
*pour le foie :* il nous a toujours été acquis que
la baisse D avait plus de résistance vitale que la
hausse D. Le médecin doit donc avoir confiance
dans la guérison des maladies du foie si le bioscope baisse à D. Toutes nos observations du
reste, *dans toutes les maladies en général,* sont
d'accord pour indiquer une résistance vitale
plus grande avec la baisse D qu'avec la hausse D.
Le pronostic des maladies est également déterminé par les écarts d'équilibre bioscopiques,
lesquels permettent de suivre *la marche de la
maladie* plus sûrement qu'avec tout autre
moyen.

*Physiologie bioscopique de l'état passif du foie.* — La bioscopie, dans sa classification *vitaliste* des maladies qui se rattachent à l'appareil biliaire, comprend avec le diagnostic gastro entéro-hépatite passif à D toutes *les maladies qui peuvent siéger du côté D à l'état passif.* — Elle explique que toutes les maladies du côté D à l'état passif sont unifiées par l'ensemble nerveux qui actionne tout le côté D en baisse D. La bioscopie les réunit à cause de l'entrecroisement des nerfs sur la ligne médiane du corps qui donne le mouvement uniforme autant en baisse D à l'état passif qu'en hausse G à l'état actif. — Telle est l'action commune des *cérebro-rachidiens sympathiques* d'où dépend la vie et la mort. — Que s'il survient une poussée nerveuse ou un changement d'équilibre dans une période normale ou anormale, physiologique ou pathologique, le mouvement en sens inverse du précédent doit être considéré comme nécessaire au rétablissement de l'équilibre. Il est dû à l'intervention inopinée, ou spontanée ou thérapeutique des *nerfs psychiques et sensitifs* qui possèdent le haut commandement supérieur conscient ou inconscient de tout l'organisme vivant ; *conscient si l'action centripète monte jusqu'au cerveau et inconscient si elle s'arrête à la moelle et ne la dépasse pas.*

*Mesure de l'énergie vitale* du foie passif par la Bioscopie :

Au delà de 166° ou 40", Energie vitale trop faible, trop basse du côté D.

De 166ᵘ à 100°, de 40ᵘ à 0°, Energie vitale variable en baisse D.

100°, Energie vitale normale.

De 100° à 60° ou 40°, Energie vitale variable en baisse G.

Au delà de 60°, Energie vitale trop faible, trop basse du côté G.

# LE FOIE



---

**Le vitalisme Bioscopique est actif à D passif à G. La Bioscopie mesure les degrés de l'énergie vitale de la Grande-Grille et de l'Hôpital.**

---

*Maladies du foie et de l'appareil digestif à D, selon l'inclinaison du Bioscope en hausse du côté D avec baisse G.*

*La Bioscopie ne reconnaît* que deux sortes de maladies vitales du foie à D. Nous avons décrit la première classe passive à D. Nous allons expliquer la seconde classe active à D.

*La Bioscopie est fondée* sur la répartition proportionnelle entrecroisée de l'hygrométrie vitale cutanée comparée entre la main D et la main G. En étudiant le diagnostic qui nous occupe, le bioscope s'incline en hausse D et baisse G.

*Le diagnostic bioscopique* tient, en premier lieu, compte de la classification médicale ordinaire fondée soit sur des symptômes apparents souvent trompeurs, soit sur l'anatomie pathologique qui ne peut avoir lieu sur le vivant. La médecine, microbienne, chimique, cellulaire, échappe au bioscopiste. *Son dogme est celui de la vibration dans les tissus vivants, unifiée par les deux systèmes nerveux cérébro-rachidiens sympathiques entrecroisés.*

*Quand les classiques disent :* Colique hépatique, hépatite, hypertrophie du foie, cirrhose, cancer, hydatides du foie, etc., etc.

*Les Bioscopistes diagnostiquent : Une gastro-entéro-hépatite active D,* parce que le bioscope s'incline en hausse D. *Dans ce cas* le foyer actif du mouvement fonctionnel du foie trop irrité actionne l'excitabilité biliaire qui marche toujours d'accord avec le mouvement fonctionnel vif et agité de la sécrétion cutanée de la main D. Le *diagnostic du bioscopiste* se borne à cette distinction banale : *Foie actif en congestion nerveuse ou sanguine. Transpiration de la main D plus forte que celle de la main G.* Le bioscope ne mesure l'état actif du foie que par sa similitude avec la sécrétion cutanée de la main D à l'état actif.

*Quelle donnée nouvelle en médecine* la Bioscopie vient-elle apporter à la science mathématique du vitalisme physiologique, pathologique, thérapeutique et du pronostic des maladies du foie à l'état actif ?

*Pour la pathologie.* — La Bioscopie diagnostique *une gastro-entéro hépatite active à D,* qui se distingue nettement de celle qui est passive à D. Elle indique la simplification médicale d'une méthode mathématique appliquée aux réactions vitales du foie, accessible aux médecins de *bonne volonté.* Elle montre sous un jour nouveau le vitalisme dynamisme du foie passif ou actif. Les écarts d'équilibre 10 0/0, 20 0/0, 30 0/0, 40 0/0, 50 0/0, en hausse D, permettent de suivre *la marche de la maladie.*

*Pour la thérapeutique.* — La Bioscopie donne au médecin le moyen, inconnu jusqu'ici, de reconnaître si la médication mise en usage est favorable ou défavorable. *En effet*, toute maladie du foie actif présente au commencement de la saison de Vichy, 10 0/0, 20 0/0, 30 0/0, 40 0/0, 50 0/0, en hausse D, indiqués par la sécrétion de la main D, proportionnellement plus forte que celle de la main G passive.

Au départ de Vichy, après 20 jours de traitement, la sécrétion cutanée des mains se renverse. La quantité sudorale de la main D devient plus faible que celle de la main G. Elle est à l'état passif au lieu d'être à l'état actif. La vitalité du côté du foie est devenue passive. L'activité fonctionnelle du côté où siège le foie à D diminue en même temps que celle de la main D. Cette sympathie d'union est due au balancement isochrone bilatéral de toutes les réactions organiques et fonctionnelles qui obéissent aux lois d'équilibre dynamique qui produisent autant de hausse d'un côté que de baisse de l'autre et *vice versa.* Toutes ces incitations obéissent au commandement de l'unité nerveuse, sanguine et calorique entrecroisée qui ordonne d'un côté l'augmentation et de l'autre la diminution de toutes les réactions vitales se correspondant bilatéralement. *Loi de contraction et de dilatation. Loi d'alter-*

*nance du vitalisme bilatéral qui se retrouve sur les tiges des plantes vivantes.*

*La Bioscopie démontre* qu'on ne peut pas isoler le mode d'énergie des sécrétions hépatiques des autres sécrétions ses congénères : sécrétions sudorales, rénales, gastriques, etc., etc... puisque toutes les sécrétions du corps viennent du mouvement isochrone, des nerfs, du sang et de la chaleur vitale. Les nerfs commandent aux éléments du sang, *selon la spécialité de chaque organe,* de fournir la matière première à chaque tissu, à chaque appareil organique. La Bioscopie unifie mathématiquement le mécanisme de toutes les forces du corps en prenant pour base le travail proportionnel de la sécrétion cutanée des mains *seule accessible* à nos moyens physiques d'investigation médicale. *En conséquence,* selon les milliers d'observations bioscopiques, nous sommes amené à considérer comme *centre de la vie trophique* l'union de tous les nerfs réunis au creux épigastrique, aux ganglions, appelés plexus solaire et semi-lunaire du grand sympathique. Ces nerfs possèdent la propriété de rayonner dans tout le corps en entourant les vaisseaux sanguins de leurs puissantes vibrations rythmées et en distribuant les éléments de l'assimilation et de la désassimilation soit chimique, soit globulaire, selon ce qui convient à chaque tissu, à chaque organe et à chaque appareil en particulier. Les nerfs trophiques sont appelés innominés parce qu'ils sont inaccessibles au scalpel et insaisissables dans leur réseau inextricable et dans le mode vaso-moteur de leur *vitalité.* Ils se dérobent aux recherches de l'anatomie et de la physiologie. La Bioscopie va les rechercher dans la vie pour démontrer qu'ils sont inséparables des nerfs cérébro-rachidiens et qu'ils sont entrecroisés, comme ces derniers.

*Pronostic bioscopique des maladies du foie à l'état actif.* Le pronostic qui résulte de l'inclinaison du bioscope vers la hausse du côté D est plus grave que celui de la baisse du côté D. Nous avons pris beaucoup d'observations sur les maladies traitées à Vichy *pour le foie*, il nous a toujours été acquis que la hausse D avec baisse G était plus mauvaise que la baisse D avec hausse G. Le médecin doit donc avoir moins de confiance dans la guérison des maladies du foie, si le bioscope hausse à D. Toutes nos observations du reste *dans toutes les maladies en général* sont d'accord pour indiquer une résistance vitale, plus faible avec la hausse D, qu'avec la baisse D. *Le pronostic est également déterminé* par les écarts d'équilibre bioscopique 10 o/o, 20 o/o, 3o o/o, 40 o/o, 5o o/o, qui permettent de suivre *la marche de la maladie du foie* plus sûrement qu'avec tout autre moyen.

*Physiologie bioscopique des maladies du foie actif à D :* Le bioscope dans sa classification vitaliste des maladies qui se rattachent à l'appareil biliaire, gastrique et intestinal du côté D actif comprend avec le diagnostic : Gastro-entéro-hépatie active D. *Toutes les maladies qui peuvent siéger du côté D à l'état actif.* Elle enseigne que toutes les maladies sont unifiées par l'ensemble nerveux qui actionne tout le côté D en hausse avec baisse G. La Bioscopie les réunit à cause de l'entrecroisement des nerfs sur la ligne médiane du corps qui donne le mouvement uniforme autant en hausse D qu'en baisse G. Telle est *l'action commune des cérébros-rachidiens sympathiques* d'où dépend le bon et mauvais état hépatique.

*Que s'il survient* une poussée nerveuse ou un changement d'équilibre dans une période normale ou anormale physiologique ou pathologique le mouvement *en sens inverse* du précédent doit être considéré comme nécessaire et favorable au rétablissement de l'équilibre. Il est dû à l'intervention soit spontanée, soit thérapeutique *des nerfs psychiques et sensitifs* qui ont le haut commandement *conscient ou inconscient* de tout l'organisme vivant, conscient si l'action centripète monte jusqu'au cerveau, inconscient si elle s'arrête à la moelle et ne la dépasse pas.

*Mesure des degrès de l'énergie vitale du foie actif à D passif à G par la Bioscopie :*

De o à 20 o/o. Hausse D, baisse G. Energie vitale favorable. Organes passifs et lents à G, *vifs, actifs à D.* Bons chiffres ;

De 20 à 40 o/o. Hausse D, baisse G. Energie vitale douteuse. Organes passifs et lents à G, *vifs, actifs à D.* Chiffres douteux ;

Au-delà de 40 o/o. Hausse D, baisse G. Energie vitale, troublée, nerveuse. Organes passifs et lents à G, *vifs, actifs à D.* Chiffres nerveux.

# ONZIÈME CHAPITRE

# Le vitalisme bioscopique et chirurgical

**Avant de pratiquer une opération chirurgicale dans le cours d'une maladie grave du foie, le chirurgien doit s'assurer de l'énergie vitale du malade par la Bioscopie qui range la médecine vitaliste parmi les sciences exactes.**

*En 1890 nous avons publié 200* observations bioscopiques sur le signe certain du degré de gravité des affections hépatiques pendant la saison thermale de Vichy. Nos annales de Biothérapie à cette époque ont indiqué, par des formules mathémathiques, quels étaient les malades qui s'étaient bien et mal trouvés de la cure hydro-minérale *pendant une période de dix années.* Nous avons classé toutes les observations en choisissant *les bons et les mauvais chiffres* pendant la cure des maladies du foie les plus graves : Cirrhoses, cancers du foie, hypertrophies, jaunisses invétérées, etc., etc.

*En voici le résultat :*

Baisse bioscopique D au 1ᵉʳ rang de o à 25 degrés d'écart d'équilibre, favorable. Malades partis *guéris* ou améliorés.

Baisse bioscopique D au 2ᵐᵉ rang au-delà de 25 degrés d'écart d'équilibre, défavorable. Malades partis *non guéris* non améliorés.

Baisse Bioscopique G au 1ᵉʳ rang de o à 25 degrés d'écart d'équilibre, favorable. Malades partis *guéris* ou améliorés.

Baisse bioscopique G au 2ᵐᵉ rang au-delà de 25 degrés d'écart d'équilibre ; défavorable. Malades partis *non guéris* non améliorés.

*Nous déduisons de ces* observations mathématiques sur le degré d'énergie vitale bioscopiques des malades atteints de la maladie grave du foie *la conduite que le chirurgien* doit tenir en présence d'une demande d'opération à pratiquer comme cholécystotomie ou cholécystectomie. Il doit s'assurer de l'énergie vitale du malade par la méthode bioscopique, moyen certain de lui donner la direction prévoyante du résultat favorable ou défavorable de son opération.

*La Bioscopie résume ainsi la conduite de la chirurgie conservatrice.*

Avec la Baisse D au 1ᵉʳ rang de o à 25 degrés. Ecart d'équilibre favorable. Opération *pouvant* être pratiquée.

Avec la Baisse D au 2ᵐᵉ rang au-delà de 25 degrés. Ecart d'équilibre défavorable. Opération *ne pouvant pas* être pratiquée.

Avec la Baisse G au 1er rang de o à 25 degrés. Ecart d'équilibre favorable. Opération *pouvant* être pratiquée.

Avec la Baisse G au 2me rang au-delà de 25 degrés. Ecart d'équilibre défavorable. Opération *ne pouvant pas* être pratiquée.

*De ce qui précède il résulte* que le chirurgien, habile savant et prudent dont on vient solliciter l'intervention pour opérer un malade atteint d'une affection grave du foie et comme dernière ressource, ce grand chirurgien *ne devra pas prêter* le concours de son talent chirurgical, s'il ne s'est *assuré au préalable du degré d'énergie vitale bioscopique de son client*. Il faut que les chiffres de la Bioscopie *au 1er rang* lui soit un bon atout pour gagner la partie, toujours incertaine dans une opération de cette nature. Il doit absolument refuser d'opérer le malade dont les chiffres bioscopiques se maintiennent *au 2e rang*, c'est-à-dire avec des écarts d'équilibre qui ne sont pas favorables à l'opération.

*Il faut ajouter que* tant que le malade opéré de la cholécystotomie ou de la cholécystectomie n'aura pas franchi le quarantième jour de l'opération nul chirurgien ne pourra plus se vanter d'avoir obtenu un succès complet ; parce que, si l'opération a complètement réussi grâce à son habileté, il peut se produire des complications, suite de l'opération et qu'il n'est pas sûr que le malade puisse survivre au-delà du quarantième jour : car, il faut proclamer bien haut autour du malade que l'honneur de la médecine ne se prêtera jamais à aucune supposition malveillante.

# DOUZIÈME CHAPITRE

# De la Puissance du Magnétisme Terrestre

Dans les Eaux de la Grande-Grille et de l'Hôpital agissant sur l'état magnétique de l'énergie vitale du malade, expliquée par la Bioscopie thermale qui range la Médecine parmi les Sciences exactes.

Le Magnétisme terrestre est cause de l'inclinaison et de la déclinaison de l'aiguille aimantée.

Le Magnétisme vital est cause de l'inclinaison et de la déclinaison de l'aiguille bioscopique en baisse G ou en baisse D pendant le traitement thermal de Vichy.

Le Magnétisme terrestre dans les Eaux de la Grande-Grille et de l'Hôpital est cause du changement d'équilibre qui se produit sur l'état magnétique de l'énergie vitale bioscopique du malade pendant la cure thermale de Vichy.

Nous en donnons l'explication et la démonstration par les observations bioscopiques, prises à Vichy, pendant le cours du traitement des coliques hépatiques, des dyspepsies, des diabètes, de l'albuminurie et du rhumatisme gouteux.

Le Magnétisme terrestre s'emmagasine dans les Eaux de la Grande-Grille et de l'Hôpital pendant leur séjour dans les entrailles de la terre. Ces eaux magnétiques sont bues par le malade au moment de leur sortie de terre et à leur point d'émergeance au griffon des sources. Cette boisson se trouve dans l'estomac en présence du vitalisme magnétique du malade et y est absorbée. Elle a une action spéciale sur les inclinaisons du bioscope qui est baisse G ou baisse D. A l'arrivée du malade la bioscopie donne son chiffre morbide d'inclinaison. Or, sa déclinaison *en sens inverse* se produit au milieu du traitement ou à la fin. Elle indique la guérison par le changement de l'équilibre de l'énergie vitale qui d'anormal devient normal, tout comme cela se produirait si l'aiguille bioscopique était aimantée par la sécrétion cutanée des mains.

La boisson de la Grande-Grille et de l'Hôpital donnent une nouvelle manière d'être à la direction des nerfs, du sang, de la chaleur vitale et de l'organisme en mouvement. La bioscopie en suit toutes les variations par les inclinaisons bioscopiques sur l'énergie vitale du malade qui se trouve en présence de la puissante action des eaux thermales magnétisées. Son inclinaison vitale, organique et fonctionnelle s'en trouve modifiée au point d'en être retournée complètement et de produire le rétablissement de l'équilibre normal.

Les éléments chimiques des Eaux de Vichy ne peuvent pas expliquer la guérison du malade avec leur dominante *Bicarbonate de soude.*

L'action curative de ces eaux ne peut se produire qu'avec l'aide d'une force supérieure spéciale, agissant sur le magnétisme vital, dont l'existence est révélée par les formules de la bioscopie. *C'est ce que nous appelons la puissance du Magnétisme terrestre dans les eaux de la Grande-Grille et de l'Hôpital produisant à Vichy la guérison des maladies.*

La bioscopie fait connaître les effets merveilleux de ces sources sur les coliques hépatiques, les dyspepsies et le prolongement de la vie des diabétiques, des gouteux et des albumineux.

Les éléments minéraux ont la propriété fondante sur les catarrhes, les calculs, la gravelle, le sucre ; mais *cette propriété seule* n'empêcherait pas le retour presque immédiat de la maladie, tandis que l'expérience prouve que la guérison se produit souvent sans le retour du mal.

Nous concluons en disant que les Eaux de la Grande-Grille et de l'Hôpital ont une *puissante action magnétique* pour agir sur l'énergie du malade et lui donner une sorte d'aimentation curative que la bioscopie révèle par le changement d'équilibre qui de baisse G devient baisse D et *vice versa.* Nous allons le démontrer par quelques observations thermales de la bioscopie à Vichy.

*Obs,* I. — Mlle D..... — Colique hépatique

mauvaise. Lithiase biliaire ; traitement par la Grande-Grille.

Arrivée : 22° d'inclinaison bioscopique, baisse G.

Cinq jours après : 44° degrés d'inclinaison bioscopique, baisse G.

Douze jours après : 8° d'inclinaison bioscopique, *baisse D. (Changement d'équilibre, réaction favorable.)*

Le vingtième jour : 18° d'inclinaison bioscopique, *baisse D.* (Amélioration et guérison en trois ans*).*

*Obs. II.* — Mme D... — Dilatation de l'estomac, dyspepsie, vertige, gastro-enterite, hypocondrie, traitée par l'eau de l'Hôpital.

Arrivée : 17°, baisse D.

Cinq jours après : 36° d'inclinaison, baisse D.

Douze jours après : 46° degrés d'inclinaison, baisse D.

Le vingtième jour : 32ᵘ d'inclinaison bioscopique, *baisse G. (La réaction favorable* ne s'est produite qu'à la fin du traitement.)

*Obs. III.* — M. l'abbé G... — Diabète, traité par la Grande-Grille le matin et les Célestins le soir.

Arrivée : 5° d'inclinaison, baisse G.

Cinq jours après : 13° d'inclinaison, *baisse D.* (Réaction favorable).

Dix jours après : 25° d'inclinaison, *baisse D.* (Réaction favorable).

Quinze jours après : 7° d'inclinaison, baisse G·

Vingt jours après : 24ᵛ d'inclinaison, *baisse D*.
(Réaction favorable).

*Obs. IV.*— M. V... — Albuminurie, traitée
par l'Hôpital, la Grande-Grille et les Célestins.

Arrivée : 12° d'inclinaison, baisse G.

Dix jours après : 3° d'inclinaison, *baisse D*.
(Réaction favorable).

Vingt jours après : 15° d'inclinaison, baisse D.
(Réaction favorable par le changement d'équilibre).

*Obs. V.*— Mme D... — Rhumathismes gouteux, traités par l'Hôpital, la Grande-Grille et les
Célestins.

Arrivée : 25° d'inclinaison, baisse G.

Cinq jours après ; 7° d'inclinaison, baisse G.
(La réaction se fait quelquefois chez soi).

Douze jours après : 15ᵛ d'inclinaison, baisse G.

Vingt jous après : 26ᵛ d'inclinaison, *baisse D*.
*(Réaction favorable, quoique tardive).*

---

La réaction favorable ne se produit pas toujours pendant le traitement thermal, mais souvent elle s'accomplit au retour chez soi.

# TREIZIÈME CHAPITRE

# Le Vitalisme bioscopique à Vichy

TRADUIT

## L'énergie vitale des Sources de la Grande-Grille et de l'Hôpital

Pour obtenir la guérison par les eaux thermales de Vichy, il faut que l'inclinaison bioscopique Baisse G devienne Baisse D, et que l'inclinaison Baisse D devienne Baisse G. C'est une des conditions de la guérison du malade à Vichy ou chez soi. Il y a quatre degrés de guérison.

Le renversement dynamique vital mathématique n'est pas le seul moyen de guérison.

Ce qu'il y a d'intéressant dans ce fait d'observation thermale bioscopique sur les malades traités à Vichy, c'est que l'aiguille du bioscope n'est pas simplement une aiguille en aluminium qui obéit à la torsion du fil sous l'influence de la transpiration des mains, c'est aussi une aiguille docile en même temps à l'aimantation vitale de la sécrétion cutanée qui est bien vivante à sa sortie des portes de la peau ; laquelle est encore influencée par les nerfs protomoteurs de l'action désassimilatrice de la nutrition. — Pour la produire, le côté du cerveau G bas est indiqué par la Baisse sudorale du côté D bas. — Au contraire, le côté du cerveau D haut est indiqué par la Hausse sudorale du côté G. — Ces deux courants sont entrecroisés et partent du cerveau. — *L'entrecroisement cérébro-rachidien-sympathique est donc, par le fait de la bioscopie, démontré à l'état normal physiologique.* — Or, cet entrecroisement n'avait été jusqu'ici observé qu'à l'état pathologique dans l'attaque d'apoplexie. Sans la bioscopie, on ne connaîtrait pas cette chose normale de notre vitalisme. Or, dans l'hémorragie du cerveau à D, le côté opposé à G se paralyse et devient hémiplégique : si c'est le côté G du cerveau qui se décompose, le côté opposé à D se paralyse et devient hémiplégique. — Dans l'état normal, c'est la même chose, sans la décomposition cérébrale, ni d'un côté, ni de l'autre. Mais la force des deux côtés du cerveau normal n'est pas égale et la bioscopie suit le vitalisme cérébral par la Hausse et la Baisse bioscopiques à D et à G grâce à l'hygrométrie vitale des mains.

*De là la conclusion* que l'assimilation et la désassimilation subissent l'action magnétique de l'influence cérébrale unifiée avec celle de la moelle et du grand sympathique.

Nous sommes donc une pile magnétique par le cerveau dominateur et électrique par le travail chimique de la digestion sur le grand sympathique, qui reçoit aussi par le poumon la vie de l'oxygène ozonifié.

La pile magnétique du cerveau et électrique, l'abdomen avec inclinaison normale bioscopique Baisse D ou Baisse G a le haut commandement psychique, physique et sensitif pour diriger tous les actes de la vie de nutrition et de relation.

QUATORZIÈME  CHAPITRE

# REINS  ET  VESSIE

(1<sup>re</sup> CLASSE)

Le Vitalisme bioscopique est passif à G
actif à D. La Bioscopie mesure les degrès
de l'énergie vitale de la Grande-Grille et
de l'Hôpital pendant les maladies de
l'appareil urinaire en baisse G et hausse D.

---

De o à 20 o/o, *bons chiffres*, le travail organique baisse à G, hausse à D, état faible favorable.

De 20 à 40 o/o, *chiffres douteux*, le travail
organique baisse à G, hausse à D, état faible
incertain.

Au-delà de 40 o/o, *chiffres nerveux*, le travail organique baisse à G, hausse à D, état faible nerveux.

*Le bioscope* s'incline en baisse vers la main G
et en hausse vers la main D.

*La torsion du fil bioscopique* subit en même
temps l'état hygrométrique de la sécrétion cutanée et son état électro-magnétique vital.

*Le vitalisme bioscopique* reconnaît deux sortes d'inclinaisons pendant les maladies de l'appareil urinaire : 1º baisse G hausse D ; 2º baisse D hausse G. Nous allons décrire la première classe baisse G hausse D.

*La Bioscopie expérimentale* est fondée sur la répartition proportionnelle de l'hygrométrie vitale des mains entrecroisées et comparée entre la main D et la main G.

*Le diagnostic bioscopique* tient, en premier lieu, compte de la classification médicale ordinaire qui, depuis un siècle met de côté, néglige, et ne s'occupe plus du vitalisme de l'état général des forces, délaissant la pathologie générale biologique. La Bioscopie rétablit la doctrine médicale vitaliste expérimentale, puisqu'elle repose sur la manière dont les vibrations intermittentes des muscles et les vibrations continues latentes du travail sécrétoire de la peau des mains se répartissent en baisse G et hausse D. Ce mode d'action physique et biologique comprend l'étude de tout le dynamisme physiologique, pathologique et thérapeutique. Il a pour centre moteur l'action électro-magnétique des nerfs *cérébro-rachidiens-sympthiques*, qui produisent l'inclinaison en baisse G et sa déclinaison en hausse D. La hausse G est appelée baisse D : de *100 à 50 baisse G, de 100 à 200 hausse G transposée en baisse D.*

*Quand les classiques disent* : néphrite, cystite, calculs et coliques néphrétiques, pierre, etc., etc. *les bioscopistes ajoutent et diagnostiquent* les degrés de la vitalité des reins, de la vessie et

de l'appareil urinaire d'après les degrés du bioscope qui s'incline en baisse du côté de la main G
et en hausse vers la main D. Dans ce cas le foyer
du mouvement fonctionnel bilatéral est bas à G
et haut à D. Le travail urinaire est moins fort
à G qu'à D parce qu'il y a toujours accord entre
le travail faible et la sécrétion cutanée de la
main G et celui de l'urine à G. D'où le diagnostic
biologique de la Bioscopie : *Transpiration faible
de la main G, appareil urinaire faible à G.*

*Quelle donnée nouvelle en médecine* la Bioscopie vient-elle apporter à la science mathématique du vitalisme physiologique, pathologique,
thérapeutique et du pronostic de l'appareil urinaire passif à G et actif à D ?

Pour la Physiologie : La Bioscopie fournit la
preuve que pendant l'état normal les nerfs cere-
bro-rachidiens sympathiques, centrifuges et centripètes sont faibles d'un côté à G et forts de
l'autre à D, et qu'ils ne sont presque jamais en
équilibre. Le courant nerveux est vibratoire in-
intermittent dans les muscles. Il est vibratoire
continu dans la sécrétion cutanée des mains dont
le centre est dirigé par le cerveau.

Le courant cérébral normal physiologique
est faible au lobe D du cerveau et fort au lobe G.
Le cérébral faible D donne le courant bioscopique faible à la main G. Le courant cérébral normal physiologique fort au lobe G est fort du
côté D. Ce courant cérébral faible au lobe D et
fort au lobe G donne le courant bioscopique fort
à la main D. Pourquoi cela ? Parce que le cerveau du côté D et le cerveau du côté G étant bien

portant, la Bioscopie montre, dans le cas actuel, que la sécrétion cutanée de la main G est plus faible que celle de la main D. Or, si le cerveau D était atteint d'hémorragie cérébrale le côté gauche serait atteint d'hémiplégie ; c'est l'entrecroisement de la faiblesse cérébrale du côté D qui produit la faiblesse bioscopique de la main G. En même temps le lobe G du cerveau conserve sa force et la transmet en hausse bioscopique D.

Nous découvrons de la sorte la corrélation des écarts bioscopiques entre les deux lobes du cerveau et sur leur influence hygro-dermo-électro-magnétique sur l'énergie vitale passive à G et active à D. Cela n'était pas connu, à l'état normal physiologique, avant la découverte de la Bioscopie. Les écarts physiologiques de l'énergie vitale se mesurent ainsi avec la baisse bioscopique gauche au $10^m$, $20^m$, $30^m$, $40^m$, $50^m$ o/o.

**Maladies de l'appareil urinaire passives à G. actives à D, traitées à Vichy.**

*Obs. 1.*— P. Cystite catarrhale.

Arrivée : $15°$ inclinaison en baisse G.

20 jours après : $17°$ d'inclinaison en baisse D, réaction favorable, changement d'équilibre.

*Obs. 2.* — Ch. Coliques néphrétiques.

Arrivée : $27°$ d'inclinaison, baisse G.

20 jours après : $24°$ d'inclinaison en baisse D, réaction favorable, changement d'équilibre.

*Obs. 3.*— A. Gravelle.

Arrivée : $5°$ d'inclinaison en baisse G.

14 jours après : $14°$ inclinaison en baisse D, réaction favorable, changement d'équilibre.

# REINS ET VESSIE

(2<sup>me</sup> CLASSE)

Le Vitalisme bioscopique est passif à D actif à G. La Bioscopie mesure les degrès de l'énergie vitale de la Grande-Grille et de l'Hôpital pendant les maladies de l'appareil urinaire en baisse D et hausse G.

De 0 à 20 0/0, bons chiffres, le travail organique baisse à D, hausse à G. Energie vitale faible favorable.

De 20 à 40 0/0, chiffres douteux, le travail organique baisse à D, hausse à G. Energie vitale faible variable.

Au-delà de 40 0/0, chiffres nerveux, le travail organique Baisse à D, hausse à G. Energie vitale faible nerveuse.

Le Bioscope s'incline en baisse vers la main D, en hausse vers la main G.

La torsion du fil bioscopique subit à la fois l'action hygrométrie de la sécrétion cutanée vitale et son état électro-magnétique vital.

La Bioscopie prouve qu'en dehors de la transpiration proportionnelle des mains, il y a production ou sortie d'électro-magnétisme dans la sécrétion cutanée toutes les fois qu'on met en présence dans le bioscope deux mains entre-croisées de deux personnes différentes.

*Pathologie générale Bioscopique.*— La Bioscopie indique que l'inclinaison baisse D coïncide avec les organes faibles du côté D, le foie, le rein D, lesquels ont une tendance à se congestioner, au degré de baisse D. 10, 20, 30, 40, 50 o/o.

*Diagnostic.*— Le bioscopiste indique d'abord le diagnostic classique : Néphrite, cystite, catarrhe de vessie etc., et puis il précise le degré de la maladie en baisse bioscopique D, et hausse bioscopique G. Il gradue son intensité selon le rapprochement ou l'éloignement de l'équilibre. La Bioscopie admet que les nerfs dirigent le sang et la chaleur vitale, l'assimilation et la désassimilation. C'est ainsi qu'elle mesure l'énergie vitale de la Grande-Grille et de l'Hôpital.

**Traitement des maladies de l'appareil urinaire passif à D, actif à G. par la Grande-Grille et l'Hôpital.**

*Obs. I.* — Arrivée : 18° baisse D, 14 jours après : 2° baisse D. Rapprochement de l'équilibre favorable.

*Obs. II.*— Arrivée : 27° baisse D, 20 jours après : 12° baisse G. Changement d'équilibre favorable.

*Obs. III.* — Arrivée : 16° baisse D, 17 jours après : 7° baisse G. Changement d'équilibre favorable.

# REINS ET VESSIE

(2° CLASSE)

---

## BIOTHÉRAPIE BIOSCOPIQUE

OU

### Thérapeutique de l'appareil urinaire passif à D actif à G

### Traitement par les Sources
### la Grande-Grille et l'Hôpital à Vichy

---

La thérapeutique des Eaux thermales de Vichy s'applique aux reins, aux conduits de l'urine et à la vessie.

---

La Bioscopie fournit à la Clinique médicale de l'appareil urinaire des observations qui permettent de préciser si cette médication convient ou ne convient pas. A l'arrivée du malade à Vichy le bioscopiste détermine le degré de la vitalité en Baisse à D et Hausse à G au degré de 10, 20, 30, 40 et 50 o/o. Il faut qu'au départ après 20 jours de traitement l'inclinaison baisse D monte à l'équilibre 100 o/o ou se renverse en baisse G. Les reins et la vessie paresseux sont devenus actif à D et passif à G. La sécrétion cutanée vitale des mains s'est rapprochée de la normale. Il y a plus d'activité dans le travail dynamique de l'appareil urinaire. Toutes les forces organiques et sécrétoires obéissent au réseau nerveux unifiées par leur entrecroisement pour produire une section thermale favorable. Leurs courants centrifuges et centripètes activent la force motrice électro-magnétique vitale de l'assimilation et de la désassimilation qui sont mieux équilibrés et uniformément mieux répartis bilatéralement. Cette union des nerfs psychiques et trophiques est le résultat de l'union cérébro-rachidien-sympathique.

On reconnaît par la méthode mathématique de la Biothérapie le degré de guérison produit par le mode d'action de la Grande-Grille et de l'Hôpital agissant sur l'estomac, le foie, les intestins, le diabète et le rhumatisme et principalement dans ce cas sur l'appareil urinaire.

**La Biothérapie révèle quatre modes de guérison par la Grande-Grille et l'Hôpital dans le traitement des maladies néphrétiques et urinaires.**

1º Par rapprochement de l'équilibre.

2º Par changement d'équilibre.

3º Par l'éloignement de l'équilibre avec balancement.

4º Par l'éloignement de l'équilibre sans balancement.

# REINS ET VESSIE

(2ᵐᵉ CLASSE)

Pronostic et Physiologie Bioscopique
passif à D active à G.

---

*Le pronostic* de l'appareil urinaire faible
à D actif à G se gradue par la transpiration
en baisse G au 10, 20, 30, 40, 50 o/o.
L'inclinaison baisse D c'est l'hémiposthénie D
moins portée au déséquilibre organique que
l'hémiposthénie baisse G. Cette observation est
applicable à toutes les maladies en baisse D. On
peut ainsi avec le Bioscope déterminer tous les
écarts de santé et de l'appareil urinaire. La Bioscopie ne s'occupe pas des quantités manuelles
mais de leurs proportionnalités entre la main D
et la main G. On ne trouve les lois mathématiques du vitalisme bilatéral que de cette façon.
Il y a plus de résistance vitale avec la baisse D
qu'avec la baisse G.

*Les écarts d'équilibre en baisse D au 10, 20,
30, 40, 50 o/o permettent de suivre la marche
de la maladie physiologique vitaliste de l'appareil
urinaire qui baisse D, hausse à G.* Le centre
de la force qui préside à la distribution vitale
entre le côté D et le côté G a son organisation

primordiale au cerveau. La baisse bioscopique D correspond à la baisse du travail de l'hémisphère cérébro G. à cause de l'entrecroisement des nerfs entre les deux hémisphères cérébraux. A l'état normal étudié avec le bioscope cet entrecroisement des deux hémisphères normaux a lieu comme dans l'état morbide. Nous pouvons ainsi avancer que la baisse bioscopique de la main D indique la baisse cérébrale G et que la hausse bioscopique G indique la hausse cérébrale D. Cette répartition des forces bioscopiques est à la fois hygrométrique et électro-magnétique intermittente par le cœur et par les muscles et continue pour la sécrétion cutanée des mains. Nous pouvons ainsi connaître avec la formule de la bioscopie, le mode de l'énergie vitale de la Grande-Grille et de l'Hôpital agissant sur notre vitalisme pendant le traitement thermal de Vichy.

## Du vitalisme physiologique appliqué au mode d'action de la Grande-Grille et de l'Hôpital

1° L'énergie vitale de la Grande-Grille et de l'Hôpital équilibre les forces organiques bilatérales.

2° L'énergie vitale du malade est favorable de o à 20 0/0 ; variable de ào à 40 0/0. Nerveux au-delà de 40 0/0.

3° Les vertus de la Grande-Grille et de l'Hôpital guérissent : 1° par le rapprochement de l'équilibre ; 2° par le changement d'équilibre ; 3° par l'éloignement de l'équilibre avec balancement ; 4° par l'éloignement de l'équilibre sans balancement.

# REINS ET VESSIE

(2ᶜ CLASSE)

De l'état latent hygro-électro-magnétique
vital dans les mains hygrométriques passive à D active á G pendant le traitement
de la Grande-Grille et de l'Hôpital.

Toutes les sécrétions vitales n'obéissent qu'à
une loi unique. La répartition de l'équilibre bilatéral des forces biologiques, sécrétions sudorale, biliaire, gastrique intestinale, urinaire, synoviale, etc., etc. Elles sont dirigées par les nerfs,
doués d'un mouvement uniforme isochrone entre les deux côtés du corps. Tous les milieux
organiques vibrent et obéissent à l'action centrifuge et centripète des nerfs du cerveau, de la
moelle et du grand sympathique. D'où l'attraction et la répulsion agissant de haut en bas et de
bas en haut en même temps que l'allée et le retour au cerveau qui se fait pour les muscles à
144 vibrations par seconde sans les entrechocs
des deux courants biologiques, ils se font en même
temps. La baisse bioscopique D s'incline en
baisse D et hausse G.

Les formules de la Bioscopie sont seules

capables de nous faire comprendre et apprécier les écarts d'équilibre biologique.

Nous pouvons avec le Bioscope suivre les modifications vitales imprimées à notre mécanisme par la Grande-Grille et l'Hôital. Ces modifications ne sont pas exclusivement hygrométriques et de nature physique. Elles sont aussi électro-magnétiques vitales. Le cerveau en est le centre magnétique et les nerfs sympathiques, le centre électro-trophique. Les ganglions thoraciques s'ajoutent et s'animent au contact de l'oxygène de l'air pour ajouter leur action à celui de l'hématose et de la vie de nutrition. Les sympathiques rayonnent sur tous les vaisseaux sanguins et leur donnent la force vaso-matrice. Tout cet assemblage vibratoire donne le rythme qui convient à chaque tissu, à chaque organe, à chaque appareil organique. La Bioscopie mesure les rapports et les écarts de répartition bilatérale de l'assimilation de la désassimilation. Cette nouvelle science bioscopique donne à la biologie une application pratique du degré de vitalité pendant le traitement thermal. Elle établit la mesure de l'énergie vitale de la Grande-Grille et de l'Hôpital pendant la cure de Vichy.

Pour étudier l'hygro-électro magnétisme vital des mains par la Bioscopie, il faut prendre les formules avec les mains entrecroisées de deux personnes dans le bioscope.

Un monsieur baisse à G, une dame baisse à D ordinairement.

1<sup>re</sup> épreuve : Main D du monsieur, main G de la dame ; résultat 12° = 100.

2<sup>me</sup> épreuve : Main G du monsieur, main D de la dame ; résultat 8°.

La formule dit 12 : 100 :: 8 : 66 o o. Il y a 35° de baisse G.

C'est le monsieur qui l'emporte sur la dame.

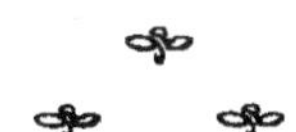

# QUINZIÈME CHAPITRE

# OVAIRE & UTÉRUS

(1re CLASSE)

## Le Vitalisme Bioscopique est passif à G actif à D

La Bioscopie mesure les degrés de l'énergie vitale de la Grande-Grille et de l'Hôpital pendant le traitement des maladies de l'appareil sexuel de la femme en Baisse G et Hausse D.

De o à 20° bons chiffres. Le travail organique Baisse à G Hausse à D. Energie vitale faible favorable.

De 20 à 40° chiffres douteux. Le travail organique Baisse à G Hausse à D. Energie vitale faible variable.

Au-delà de 40° chiffres nerveux. Le travail organique Baisse à G Hausse à D. Energie vitale faible nerveuse.

Le Bioscope s'incline en Baisse vers la main G en Hausse vers la main D.

La torsion du fil bioscopique subit à la fois l'action hygrométrique de la sécrétion cutanée et son état électro-magnétique vital.

Le Bioscope prouve qu'en dehors de la transpiration proportionnelle des mains il y a production ou sortie d'électro-magnétisme dans la sécrétion cutanée toutes les fois qu'on met en présence deux mains entrecroisées de deux personnes différentes dans le Bioscope.

*Pathologie générale bioscopique.* — La Bioscopie indique que l'inclinaison de la Baisse G coïncide avec les organes passifs faibles du côté G, estomac, cœur rein, lesquels ont une tendance à la congestion passive G au degré de 10, 20, 30, 40, 50° ou à l'état actif des organes du côté opposé à D.

*Diagnostic.* — Le Bioscopiste indique d'abord le diagnostic classique : Ovarite, métrite, catarrhe, fibrome, kyste, etc., etc. et puis il précise le degré de la maladie ou Baisse bioscopique G. Il gradue son intensité selon le rapprochement ou l'éloignement de l'équilibre. La Bioscopie admet que les nerfs dirigent le sang, la chaleur vitale, l'assimilation et la désassimilation. C'est ainsi qu'elle mesure l'énergie vitale de la Grande-Grille et de l'Hôpital.

**Traitement des maladies de l'appareil sexuel de la femme passives à G actives à D par la Grande-Grille et l'Hôpital.**

Obs. 1. — Arrivée 12° Baisse G, 13 jours après Baisse D. Changement d'équilibre favorable.

Obs. 2. — Arrivée 21° Baisse G, 17 jours après Baisse D. Changement d'équilibre favorable.

Obs. 3. — Arrivée 40° Baisse G, 20 jours après Baisse D. Changement d'équilibre favorable.

# OVAIRE & UTÉRUS

(1re CLASSE)

---

## LA BIOSCOPIE BIOTHÉRAPIQUE

OU

Thérapeutique de l'appareil génital de la
femme passif à G actif à D

---

**Traitement par les Sources
GRANDE-GRILLE & HOPITAL, à Vichy**

---

*La thérapeutique des Eaux thermales de
Vichy s'applique aux ovaires, à l'utérus et à
leurs annexes.*

La Bioscopie fournit à la clinique médicale
de l'appareil sexuel de la femme des observations
qui permettent de préciser si cette médication
convient ou ne convient pas à Vichy.

A l'arrivée du malade le Bioscopiste détermine
le degré de vitalité de Baisse G et Hausse D au
degré de 10, 20, 30, 40, 50 o/o.

Il faut qu'au départ après 20 jours de traite-
tement l'inclinaison Baisse G monte à l'équilibre
100 o/o ou se renverse en Baisse D. L'ovaire et

l'utérus paresseux sont devenus actif à G et passif à D. La sécrétion cutanée vitale des mains s'est rapprochée de la normale. Il y a plus d'activité dans le travail dynamique de l'appareil génital. Toutes les forces organiques et sécrétoires obéissent au réseau nerveux unifié par son entrecroisement pour produire une réaction thermale favorable. Leurs courants centrifuges et centripètes activent les forces motrices électromagnétiques vitales de l'assimilation et de la désassimilation qui sont mieux équilibrées et uniformément mieux réparties bilatéralement. Cette union des nerfs psychiques et trophiques est le résultat de l'union des nerfs cérébro-rachidisme-sympathique. On reconnaît par la méthode mathématique de la Biothérapie les degrés de guérison produite par le mode d'action de la Grande-Grille et de l'Hôpital agissant sur l'estomac, le foie, les intestins, le diabète, le rhumatisme et dans ce cas principalement sur tout l'appareil génital de la femme.

**La Biothérapie révèle le mode de guérison par la Grande-Grille et l'Hôpital dans le traitement des maladies ovario-utérines.**

1º Le rapprochement de l'équilibre 100 o/o.

2º Le changement de l'équilibre.

3º L'éloignement de l'équilibre avec balancement.

4º L'éloignement de l'équilibre sans balancement.

# OVAIRE & UTÉRUS

(1ʳᵉ CLASSE)

De l'état latent hygro-électro magnétique des mains passives à G actives à D pendant le traitement de la Grande-Grille et l'Hôpital.

---

Toutes les sécrétions vitales n'obéissent qu'à une seule loi, celle de la répartition de l'équilibre bilatéral des forces biologiques : sécrétion sudorale, biliaire, urinaire, gastrique, intestinale, synoviale, etc., etc.

Elles sont dirigées par les nerfs doués d'un mouvement uniforme isochrone entre les deux côtés du corps.

Tous les milieux organiques vibrent et obéissent à l'action centrifuge et centripète des nerfs du cerveau, de la moelle et du sympathique. D'où l'attraction et la répulsion agissant de haut en bas et de bas en haut en même temps que l'aller et le retour au cœur et au cerveau. La vitesse de la vibration se fait pour le cœur une fois par seconde 144 vibrations pour les muscles et pour les fonctions sécrétoires 4320. Les deux courants, ne s'entrechoquent pas, bien qu'ils se fassent en même temps. La baisse bioscopique G s'incline vers la main G en baisse G et en hausse D vers la main D. Les formules de la Bioscopie sont seules capables de nous faire comprendre et apprécier les écarts d'équilibre biologique. Nous pouvons avec le bioscope suivre les modifications vitales imprimées à notre mécanisme par la Grande-Grille et l'Hôpital. Ces modifications ne sont pas exclusivement hygrométriques et de nature physique. Elles sont aussi électro-magnétique vitale. Le cerveau en est le centre magnétique et les nerfs sympathiques le centre électro-trophique. Les ganglions nerveux thoraciques s'ajoutent et s'animent au contact de l'oxygène de l'air pour ajouter leur vitalité à celui de l'hematose pour la vie de nutrition.

Les sympathiques rayonnent sur tous les vaisseaux sanguins et leur donnent la force vaso motrice. Tout cet assemblage de vibrations donne le rhytme qui convient à chaque tissu, à chaque organe et à chaque appareil' organique. La Bioscopie mesure les rapports et les écarts de la répartition bilatérale de l'assimilation et de la désassimilation. Cette nouvelle science biologique donne au vitalisme médical une application pratique du degré de l'énergie thermale pendant le traitement minéral de Vichy. Elle établit la mesure mathématique de l'énergie de la Grande-Grille et de l'Hôpital sur chaque individualité.

Pour étudier l'hygro-électro-magnétisme vital des mains par la Bioscopie il faut prendre la formule avec les mains entrecroisées de deux personnes différentes dans le bioscope.

### Expérience hygro-électro-magnétique vitale
### par la Bioscopie.

Soit un monsieur baisse à G, une dame baisse à D.

1$^{re}$ épreuve : Main D du monsieur, main G de la dame : résultat 7".

2$^e$ épreuve : Main G du monsieur, main D de la dame : résultat 10°.

Formule : 7 : 100 : 10° = 143. 31° baisse D.

C'est la dame qui l'emporte sur le monsieur.

# OVAIRE & UTÉRUS

## (1ᵉ CLASSE)

Pronostic et Physiologie Bioscopique
passive à G active à D

*Le pronostic* de l'appareil sexuel de la femme
faible à G actif à D se gradue directement en
baisse G au 10, 20, 30, 40 et 50 o/o. L'inclinaison
baisse *G* est moins favorable que l'inclinaison
baisse D. L'inclinaison baisse G c'est l'hémiposthénie G plus portée au désiquilibre organique que l'hémiposthénie baisse D. Cette
observation est applicable à toutes les maladies
en baisse G. On peut ainsi avec le Bioscope
déterminer tous les écarts de la santé et de la
maladie des ovaires et de l'utérus. La Bioscopie
ne s'occupe pas des quantités manuelles mais
de leurs proportionalités entre la main D et la
main G. On ne trouve les lois du vitalisme de
la transpiration bilatéral que de cette façon. Il y
a moins de résistance vitale avec la baisse G
qu'avec la baisse G.

*Les écarts d'équilibre en baisse G et hausse D
de 10, 20, 30, 40, 50 o/o permettent de suivre
la marche de la santé et de la maladie physio-*

*logique vitaliste de l'appareil sexuel de la femme en baisse G et hausse D*. Le centre de la force qui préside à la distribution vitale entre le côté G et le côté D a son organisation primordiale au cerveau. La baisse bioscopique G correspond à la baisse du travail de l'hémisphère cérébral D à cause de l'entrecroisement des nerfs entre les deux hémisphères cérébraux. A l'état normal étudié avec le bioscope cet entrecroisement des deux hémisphères normaux a lieu comme dans l'état morbide cérébral. Nous pouvons donc ainsi avancer que la baisse bioscopique de la main G indique la baisse cérébrale D et que la hausse bioscopique de la main D indique la hausse cérébrale G. Cette répartition des forces bioscopique est à la fois hygrométrique et électro-magnétique intermittente par le cœur et les muscles et continue par la sécrétion cutanée des mains. Nous pouvons donc ainsi connaître avec les formules de la Bioscopie le mode d'énergie vitale de la Grande-Grille et de l'Hôpital agissant sur notre vitalisme pendant le traitement thermal de Vichy.

## Du Vitalisme physiologique bioscopique appliqué au mode d'action de ia Grande-Grille et de l'Hôpital

1° L'énergie vitale de la Grande-Grille et de l'Hôpital équilibrent les forces organiques bilatérales ;

2° L'énergie vitale du malade est favorable de 0 à 20 0/0 ; variable de 20 à 40 0/0 ; nerveuse au-delà de 40 0/0 ;

3º La vertu de la Grande-Grille et de l'Hôpital guérissent : 1. Par le rapprochement de l'équilibre ; 2. Par le changement d'équilibre ; 3. Par l'éloignement de l'équilibre avec balancement ; 4. Par l'éloignement de l'équilibre sans balancement.

# OVAIRE ET UTERUS

(2ᵉ CLASSE)

Le vitalisme bioscopique est passif à D et actif à G. La Bioscopie mesure les degrés de l'énergie vitale de la Grande-Grille et de l'Hôpital pendant le traitement des maladies des femmes en baisse D et hausse G.

---

De o à 20 o/o, bons chiffres. Le travail organique baisse à D, hausse à G. Energie vitale faible favorable.

De 20 à 40 o/o, chiffres douteux. Le travail organique baisse à D, hausse à G. Energie vitale faible variable.

Au-delà de 40 o/o, chiffres nerveux. Le travail organique baisse à D, hausse à G. Energie vitale faible nerveuse.

Le Bioscope s'inline en baisse vers la main D et en hausse vers le G.

La torsion du fil bioscopique subit à la fois l'action hygrométrique de la sécrétion cutanée et son état électro-magnétique vital.

La Bioscopie prouve qu'en dehors de la transpiration proportionnelle des mains, il y a production ou sortie d'électro-magnétisme vital dans la sécrétion cutanée toutes les fois qu'on met en présence deux mains entrecroisées de deux personnes différentes dans le bioscope.

*Pathologie générale bioscopique.* — La Bioscopie indique que l'inclinaison en baisse D coïncide avec les organes faibles du côté D, foie, rein D lesquels ont une tendance à la congestion passive au 10, 20, 30, 40, 50 o/o ou à l'état actif des organes du côté opposé à G.

*Diagnostic.* — Le Bioscopiste indique d'abord le diagnostic classique : Ovarite, métrite, catarrhe utérin, vaginite, fibrome, kyste de l'ovaire, etc., etc., et puis il précise le degré du vitalisme bioscopique en baisse bioscopique D ou en hausse bioscopique G. Il gradue son intensité selon le rapprochement ou l'éloignement ou le changement d'équilibre. La Bioscopie admet que les nerfs dirigent le sang et la chaleur vitale, l'assimilation et la désassimilation. C'est ainsi qu'elle mesure l'énergie vitale de la Grande-Grille et de l'Hôpital.

**Traitement des maladies de l'appareil génital de la femme passives à D, acttve à G, par la Grande-Grille et de l'Hôpital.**

*Obs. I.* — Arrivée : 10° baisse D, 17 jours après 5° baisse G. Changement d'équilibre favorable.

*Obs. II.* — Arrivée : 16" baisse D, 20 jours après, 18° baisse G. Changement d'équilibre favorable.

*Obs. III.* — Arrivée : 42° baisse D, 15 jours après, 7° baisse D. Rapprochement de l'équilibre avorable.

# OVAIRE ET UTÉRUS

(2<sup>me</sup> CLASSE)

---

## LA BIOSCOPIE BIOTHÉRAPIQUE

OU

### Thérapeutique de l'appareil génital de la femme
### passif à G, actif à D

---

Traitement par les sources de la Grande-Grille et de l'Hôpital

---

*La thérapeutique des eaux thermales* de Vichy s'applique aux ovaires, à l'utérus et à leurs annexes. La Bioscopie fournit à la clinique médicale de l'appareil sexuel de la femme des observations qui permettent de préciser si cette médication convient ou ne convient pas. A l'arrivée du malade à Vichy. Le bioscopiste détermine le degré de vitalité en baisse D et Hausse G au degré de 10, 20, 30, 40, 50 o/o. Il faut qu'au départ après 20 jours de traitement l'inclinaison baisse D monte à l'équilibre 100 o/o ou se renverse en baisse G. L'ovaire et l'utérus paresseux sont devenus actifs à D et passif à G. La sécrétion cutanée vitale des mains s'est rapprochée de la normale. Il y a plus d'activité dans le travail dynamique de l'appareil génital. Toutes les forces organiques et sécrétoires obéissent au réseau nerveux unifiés par leurs entrecroisements pour produire une médication thermale favorable. Leurs courants centrifuges et centripètes activent les forces motrices électro-magnétiques vitales de l'assimilation et de la désassimilation qui sont mieux équilibrées et uniformément mieux réparties bilatéralement. Cette union des nerfs psychiques et trophiques est le résultat de l'accord de nerf cérébro-rachidiens-sympathiques. On reconnaît par la méthode mathémathique biothérapique le degré de la guérison produite par le mode d'action de la Grande-Grille et de l'Hôpital agissant sur l'estomac, le foie, les, intestins, le rhumatisme, le diabète et dans ce cas sur tout l'appareil sexuel de la femme.

**La Biothérapie révèle quatre modes de guérison par la Grande-Grille et l'Hôpital dans le traitement des maladies Ovario-Utérines.**

1° Par le rapprochement de l'équilibre 100 o/o.

2° Par le changement d'équilibre.

3° Par l'éloignement de l'équilibre avec balancement.

4° Par l'éloignement de l'équilibre sans balancement.

# UTÉRUS ET OVAIRE



De l'état latent hygro-électro-magnétique des mains passives à **D**, actives à G pendant le traitement de la Grande-Grille et de l'Hôpital.

Toutes les sécrétions vitales n'obéissent qu'à une seule loi, celle de la répartition de l'équilibre bilatéral des forces biologiques — sécrétions sudorales, urinaires, biliaires, gastriques intestinales, synovicles, etc., etc. Elles sont dirigées par les nerfs doués d'un mouvement uniforme, isochrone entre les deux côtés du corps. Tous les milieux organiques vibrent et obéissent à l'action centrifuge et centripète des nerfs du cerveau, de la moelle et du grand sympathique. D'où l'attraction et la répulsion agissant de haut en bas et de bas en haut en même temps que l'aller et le retour au cœur et au cerveau. La vitesse de la vibration se fait pour le cœur une fois par seconde; pour les muscles 144 fois; pour les fonctions sécrétoires 4320. Les deux courants ne s'entrechoquent pas, bien qu'ils se fassent en même temps. La baisse bioscopique D s'incline vers la main D en baisse D et en hausse G vers la main G. Les formules de la bioscopie sont seules capables de nous faire comprendre et apprécier les écarts d'équilibre biologique. Nous pouvons avec le bioscope suivre les modifications vitales imprimées à notre mécanisme par la Grande-Grille et par l'Hôpital. Les modifications ne sont pas seulement hygrométriques et de nature physique, elles sont aussi électro-magnétiques vitales. Le cerveau et la moelle sont le centre magnétique, le grand sympathique et la moelle sont le centre électro-trophique. Les ganglions nerveux thoraciques s'ajoutent et s'animent au contact de l'oxygène de l'air pour ajouter leur vitalité à celui de l'hématose pour la vie de nutrition. Tout cet ensemble de vibrations donne le rythme qui convient à chaque tissu, à chaque organe, à chaque appareil organique. La bioscopie mesure les rapports et les écarts de la répartition bilatérale de l'assimilation et de la désassimilation. Cette nouvelle science biologique donne au vitalisme médical une application pratique du degré de l'énergie thermale pendant le traitement minéral. Elle établit la mesure de l'énergie de la Grande-Grille et de l'Hôpital sur chaque individualité.

Pour étudier l'hygro-électro-magnétisme des mains par le bioscope il faut prendre les formules avec les mains entrecroisées de deux personnes différentes.

### Expérience hygro-électro-magnétique vitale
### par le Bioscope

Un monsieur baisse à G, une dame baisse à D.

1ʳᵉ Expérience : main D du monsieur, main G de la dame : résultat 12″.

2ᵉ Expérience : main G du monsieur, main D de la dame : résultat 8°.

Formule : 12 : 100 :: 8 : 66 o/o, 34° baisse G.

C'est le monsieur qui l'emporte sur la dame.

# UTÉRUS ET OVAIRE

(2<sup>me</sup> CLASSE)

Pronostic et Physiologie Bioscopique
passive à D, active à G.

*Le pronostic* de l'appareil sexuel de la femme
faible à D et actif à G se gradue indirectement
à G au-dessus de 100 à 200 o/o a transposer à D
de 100 à 50 o/o. Cette graduation en baisse D est
au 10, 20, 30, 40, 50 o/o. L'inclinaison baisse D
est plus favorale que l'inclinaison baisse G. L'Inclinaison baisse D c'est l'hémiposthénie D moins
portée au déséquilibre organique que l'hémiposthénie G. Cette observation est applicable à toutes
les maladies en baisse D. On peut ainsi avec le
bioscope déterminer tous les écarts de la santé
et de la maladies des ovaires et de l'utérus. La
bioscopie ne s'occupe pas des quantités manuelles mais de leurs proportionalités entre la main
D et la main G. On ne trouve les lois du vitalisme bilatéral que de cette façon. Il y a plus de
résistance vitale avec la baisse D qu'avec la
baisse G.

*Les écarts d'équilibre en baisse D et hausse G
au 10, 20, 30, 40, 50 o/o, permettant de suivre*

*la marche de la santé et de la maladie physiolo-
gique vitaliste de l'appareil* sexuel de la femme en
baisse D et hausse G. Le centre de la force qui
préside à la distribution vitale entre le côté D et
le côté G a son organisation primordiale au cerveau. La baisse bioscopique D correspond à la
baisse du travail de l'hémisphère cérébral G à
cause de l'entrecroisement des nerfs entre les
deux hémisphères cérébraux. A l'état normal
étudié avec le bioscope cet entrecroisement des
deux hémisphères normaux a lieu comme dans
l'état morbide. Nous pouvons ainsi avancer que
la baisse bioscopique de la main D indique la
baisse cérébrale G que la hausse bioscopique G
indique la hausse cérébrale D. Cette répartition
des forces bioscopiques qui est à la fois hygrométrique et électro-magnétique intermittent pour le
cœur et les muscles continue pour la sécrétion
cutanée des mains. Nous pensons ainsi connaître avec les formules de la bioscopie le mode
d'énergie vitale de la Grande-Grille et de l'Hôpital
agissant sur notre vitalisme pendant le traitement thermal de Vichy.

### Du vitalisme physiologique appliqué au mode d'action de la Grande-Grille et de l'Hopital

1° L'énergie vitale de la Grande-Grille et de
l'Hôpital équilibre les forces organiques bilatérales.

2° L'énergie vitale bioscopique est favorable
de 0 à 20 o/o ; variable de 20 à 40 o/o ; nerveuse
au-delà de 40 o/o.

3º Les vertus de la Grande-Grille et de l'Hôpital guérissent : 1º par le rapprochement de l'équilibre ; 2º par le changement d'équilibre ; 3º par l'éloignement de l'équilibre avec balancement ; 4º par l'éloignement de l'équilibre sans balancement.

# SEIZIÈME CHAPITRE

# Le Cœur et la circulation du sang

1<sup>re</sup> CLASSE

## Le Vitalisme Bioscopique est passif à G et actif à D

**Le Bioscope mesure le degré de l'énergie vitale de la Grande-Grille et de l'Hôpitel pendant le traitement à Vichy des maladies du cœur et de la circulation du sang en Baisse G et Hausse D.**

De 0 à 20 0/0, bons chiffres. Le travail organique Baisse à G Hausse à D. Energie vitale faible favorable.

De 20 à 40 0/0, chiffres douteux. Le travail organique Baisse à G Hausse à D. Energie vitale faible variable.

Au-delà de 40 0/0, chiffres nerveux. Le travail organique Baisse à G Hausse à D. Energie vitale faible nerveuse.

Le Bioscope s'incline en Baisse vers la main G et en Hausse vers la D.

La torsion du fil bioscopique subit à la fois l'action hygrométrique de la sécrétion cutanée et de son état électro-magnétique vital.

Le Bioscope prouve qu'en dehors de la transpiration proportionnelle des mains il y a production ou sortie d'électro-magnétisme vital dans la sécrétion cutanée toutes les fois que l'on met en présence deux mains entrecroisées de deux personnes différentes dans le Bioscope.

*Pathologie générale bioscopique.* — La Bioscopie indique que l'inclinaison Baisse G coïncide avec les organes faibles du côté G, estomac, cœur, rate, rein G, lesquels ont une tendance à la congestion passive au 10, 20, 30, 40, 50 o/o. Ou à l'état actif des organes du côté opposé à D.

*Diagnostic.* — Le Bioscopiste établit d'abord le diagnostic classique-cardite, endocardite, insuffisance ou rétrécissement des valvules, péricardite, rhumatisme cardiaque, sclerose-phlébite-ambolie, etc., etc. et puis il précise le degré du vitalisme bioscopique en Baisse G et Hausse D. Il gradue son intensité selon le rapprochement ou l'éloignement de l'équilibre. La Bioscopie admet que les nerfs dirigent le sang et la chaleur vitale, l'assimilation et la désassimilation. C'est ainsi qu'elle mesure l'énergie vitale de la Grande-Grille et de l'Hôpital.

**Traitement des maladies du cœur et de la circulation du sang passive à G active à D par la Grande-Grille et l'Hôpital.**

*Obs. 1.* — Arrivée 42° Baisse G. 18 jours après 12° Baisse G. Rapprochement de l'équilibre favorable.

*Obs. 2.* — Arrivée 22° Baisse G. 15 jours après 15° Baisse D. Changement d'équilibre favorable.

*Obs. 3.* — Arrivée 10° Baisse G. 11 jours après 5° Baisse G. Rapprochement de l'équilibre favorable.

# Le Cœur et la circulation du Sang



---

## La Bioscopie biothérapique ou thérapeutique du Cœur et de la circulation du Sang passive à G active à D

---

### Traitement par les Sources de la GRANDE-GRILLE et de l'HOPITAL

---

*La thérapeutique des Eaux thermales de Vichy* s'applique au cœur et à la circulation du sang. La Bioscopie fournit à la clinique cardiaque des observations qui permettent de préciser si la médication convient ou ne convient pas. A l'arrivée du malade à Vichy le Bioscopiste détermine le degré du vitalisme en Baisse G et Hausse D indiqué au degré de baisse 10, 20, 30 40, 50 o/o. Il faut qu'au départ, après 20 jours de traitement l'inclinaison Baisse G monte à l'équilibre 100 o/o, ou se renverse en Baisse D. Le cœur et la circulation du sang paresseux sont devenus actif à G et passif à D. La sécrétion cutanée vitale des mains s'est rapprochée de la normale. Il y a plus d'activité dans le travail dynamique de la circulation du sang. Toutes les forces organiques et sécrétoires obéissent au réseau nerveux unifié par leur entrecroisement pour rendre la médication thermale favorable. Les courants nerveux centrifuges et centripètes vivifient les forces motrices électro-magnétiques vitales de l'assimilation et de la désassimilation qui sont mieux équilibrées et uniformément mieux réparties bilatéralement. Cette union des nerfs psychiques et trophiques est le résultat de l'accord cérébro-rachidien sympathique. On reconnaît par la méthode mathématique de la biothérapie le degré de la guérison produite par le mode d'action de la Grande-Grille et de l'Hôpital agissant sur l'estomac, le foie, les intestins, le diabète, le rhumatisme et dans ce cas sur le cœur et la circulation du sang.

**La Biothérapie révèle quatre modes ds guérison par la Grande-Grille et l'Hôpital dans le traitement cardiaque et de la circulation du sang.**

1° Par le rapprochement de l'équilibre 100 o/o.

2° Par le changement de l'équilibre.

3° Par l'éloignement de l'équilibre avec balancement.

4° Par l'éloignement de l'équilibre sans balancement.

# Le Cœur et la circulation du sang

I<sup>re</sup> CLASSE

**De** l'état latent hygro-électro magnétique des mains passives à G actives à D pendant le traitement de la Grande-Grille et de l'Hôpital.

Toutes les sécrétions vitales n'obéissent qu'à une seule loi, celle de la répartition de l'équilibre bilatéral des forces biologiques ; sécrétion sudorale, urinaire, biliaire, gastrique, intestinale, etc., etc. Elles sont dirigées par les nerfs doués d'un mouvement uniforme isochrone entre les deux côtés du corps. Tous les milieux organiques vibrent et obéissent à l'action centrifuge et centripète des nerfs du cerveau, de la moelle et du sympathique. D'où l'attraction et la répulsion agissant de haut en bas et de bas en haut en même temps que l'aller et le retour au cœur et au cerveau. La vitesse de la vibration du cerveau se fait en une seconde, pour la vibration musculaire en 144 vibrations par seconde et pour la fonction sécrétoire en 4320 vibrations. Les deux courants ne s'entrechoquent pas, bien qu'ils se fassent en même temps. La baisse bios-

copique G s'incline vers la main G en baisse G
et vers la main D en hausse D. Les formules de
la Bioscopie sont seules capables de nous faire
comprendre et apprécier les écarts d'équilibres
biologiques. Nous pouvons avec le Bioscope suivre
les modifications vitales imprimées à notre mécanisme par la Grande-Grille et l'Hôpital. Ces
modifications ne sont pas exclusivement hygrométriques et de nature physique. Elles sont aussi
électro-magnétique vitale. Le cerveau en est le
centre magnétique et les nerfs sympathiques, le
centre électro-trophique. Les ganglions nerveux
thoraciques s'ajoutent et s'animent au contact de
l'oxygène de l'air pour ajouter à leur vitalité celui
de l'hématose pour la nutrition. Les sympathiques rayonnent sur tous les vaisseaux sanguins
et leur donnent la force vaso-motrice. Tout cet
assemblage de vibrations donne le rhythme qui
convient à chaque tissu, à chaque organe et à
chaque appareil organique. La Bioscopie mesure
les rapports et les écarts de la répartition bilatérale de l'assimilation et de la désassimilation.
Cette nouvelle science biologique fournit au vitalisme médical une application pratique du degré de l'énergie thermale pendant le traitement
médical de Vichy. Cette mesure mathématique
de l'énergie vitale s'applique à la Grande-Grille
et de l'Hôpital pour chaque individualité.

*Pour étudier l'hygro-électro-magnétique vi-
tal* des mains par la Bioscopie il faut prendre la
formule avec les mains entrecroisées de deux
personnes différentes dans le bioscope.

## Expérience hygro-électro-magnétique
## vitale par la Bioscopie

Soit un monsieur baisse G, une dame baisse D.

1$^{re}$ épreuve : main D du monsieur, main G de la dame. Résultat : 7°

2$^e$ épreuve : main G du monsieur, main D de la dame. Résultat : 10"

Formule : 7 : 100 : 10 : 143 o/o = 31" de baisse D.

C'est la dame qui l'emporte sur le monsieur.

# Le Cœur et la circulation du sang

1ʳᵉ CLASSE

Pronostic et Physiologie
           passive à G active à D

*Le pronostic* des affections du cœur et de la circulation du sang se gradue directement en baisse G et hausse D au 10, 20, 30, 40, 50 o/o. L'inclinaison baisse G est moins favorable que l'inclinaison baisse D. L'inclinaison baisse G c'est l'hémiposthénie G plus portée en déséquilibre organique que l'hémiposthénie baisse D. Cette observation est applicable à toutes les maladies en baisse G. On peut ainsi avec le bioscope déterminer tous les écarts d'équilibre de la santé et de la maladie du cœur et de la circulation du sang. La Bioscopie ne s'occupe pas des quantités manuelles de la transpiration mais de leurs proportionnalités entre la main D et la main G. On ne trouve les lois du vitalisme bilatéral que de cette façon. Il y a moins de résistance vitale avec la baisse G qu'avec la baisse D.

*Les écarts d'équilibre en baisse G et hausse D au 10, 20, 30, 40, 50 o/o permettent de suivre la marche de la santé et de la maladie physio-*

*logique vitaliste du cœur et de la circulation du sang* en baisse G et hausse D. Le centre qui préside à la distribution vitale entre le côté G et le côté D a son organisation primordiale au cerveau. La baisse bioscopique G correspond à la baisse du travail de l'hémisphère cérébral D à cause de l'entrecroisement des nerfs entre les deux hémisphères cérébraux. A l'état normal étudié avec le Bioscope cet entrecroisement des deux hémisphères normaux a lieu comme dans l'état morbide. Nous pouvons ainsi annoncer que la baisse bioscopique de la main G indique la baisse cérébrale D et que la hausse bioscopique de la main D indique la hausse cérébrale G. Cette répartition des forces bioscopiques est à la fois hygrométrique et électro-magnétique intermittente par le cœur et la circulation du sang une fois en une seconde, pour les muscles, 72 vibrations par seconde et continue pour la sécrétion cutanée avec 4320 vibrations par seconde. Nous pouvons ainsi connaître avec les formules de la Bioscopie le mode d'énergie de la Grande-Grille et de l'Hôpital sur le vitalisme pendant le traitement thermal de Vichy.

## Du vitalisme physiologique bioscopique appliqué au mode d'action de la Grande-Grille et de l'Hôpital.

1º L'énergie vitale de la Grande-Grille et de l'Hôpital équilibrent les forces organiques bilatérales.

2º L'énergie vitale du malade est favorable de

o à 20 o/o ; variable de 20 à 40 o/o; nerveuse au-
delà de 40 o/o.

3° Les vertus de la Grande-Grille et de l'Hôpital guérissent : 1° par le rapprochement de
l'équilibre ; 2° par le changement de l'équilibre ;
3° par l'éloignement de l'équilibre avec balan-
lancement ; 4° par l'éloignement de l'équilibre
sans balancement.

# Le Cœur et la circulation du Sang

2ᵉ CLASSE

Le Vitalisme Bioscopique
est passif à D actif à G

**Le Bioscope mesure le degré de l'énergie vitale de la Grande-Grille et de l'Hôpital pendant le traitement à Vichy des affections du Cœur et de la circulation du Sang en Baisse D et Hausse G.**

De o à 20 %, bons chiffres. Le travail organique Baisse à D Hausse à G. Energie vitale faible favorable.

De 20 à 40 %, chiffres douteux. Le travail organique Baisse à D Hausse à G. Energie vitale faible variable.

Au delà de 40 %, chiffres nerveux. Le travail organique Baisse à D Hausse à G. Energie vitale faible nerveuse.

Le Bioscope s'incline en Baisse vers la main D et en Hausse vers la main G.

La torsion du fil bioscopique subit à la fois l'action hygrométrique de la sécrétion cutanée et son état électro-magnétique vital.

Le Bioscope prouve qu'en dehors de la transpiration proportionnelle des mains il y a production ou sortie d'électro-magnétisme vital dans la

sécrétion cutanée toutes les fois que l'on met en
présence deux mains entrecroisées de deux personnes différentes dans le Bioscope.

*Pathologie générale bioscopique.* — Le Bioscope indique que l'inclinaison Baisse D coïncide
avec les organes faibles à D le foie, le rein D
lesquels ont une tendance plutôt à la congestion
passive à 10, 20, 30, 40, 50 o/o et les organes
opposés à G à la congestion active.

*Diagnostic.* — Le Bioscopiste établit d'abord
le diagnostic classique, cardite, endocardite, insuffisance ou rétrécissement des valvule, péricardite, rhumatisme cardiaque, arterio-sclerose,
phlébite, embolie, etc., etc. A la suite il précise le
degré du vitalisme bioscopique en Baisse G et
Hausse D. Il gradue son intensité selon le rapprochement ou l'éloignement de l'équilibre. La Bioscopie admet que les nerfs dirigent le sang et la
chaleur vitale, l'assimilation et la désassimilation.
C'est ainsi qu'elle mesure l'énergie vitale de la
Grande-Grille et de l'Hôpital.

**Traitement des Maladies du Cœur et de la
circulation du Sang passives à G actives
à D par la Grande-Grille et l'Hôpital.**

Obs. 1. — Arrivée 10° Baisse G. 17 jours après
17° Baisse D. Changement d'équilibre favorable.

Obs. 2. — Arrivée 17° Baisse G. 20 jours après
3° Baisse G. Rapprochement de l'équilibre favorable.

Obs. 3. — Arrivée 32° Baisse G. 21 jours après
38° Baisse G. Eloignement de l'équilibre avec
balancement.

# Le Cœur et la circulation du Sang

2ᵉ CLASSE

---

**De la Biothérapie ou thérapeutique du Cœur et de la circulation du Sang passive à D active à G**

---

Traitement par les Sources
de la Grande-Grille et de l'Hôpital

---

*La thérapeutique des Eaux thermales de Vichy* s'applique au Cœur et à la circulation du Sang. La Bioscopie fournit à la clinique cardiaque des observations qui permettent de préciser si cette médication convient ou ne convient pas. A l'arrivée du malade à Vichy le Bioscopiste détermine son degré de vitalisme en Baisse D et Hausse G indiqué au degré de baisse 10, 20, 30, 40, 50 o/o. Il faut qu'au départ après 20 jours de traitement l'inclinaison Baisse D monte à l'équilibre 100 o/o ou le dépasse en se renversant en Baisse G. Le Cœur et la circulation du sang paresseux sont devenus actifs à D et passifs à G. La sécrétion cutanée vitale des mains s'est rapprochée de la normale. Il y a plus d'activité dans le travail dynamique de la circulation du sang.

Toutes les forces organiques et sécrétoires obéissent au réseau nerveux unifiées par leurs entrecroisements pour rendre la médication thermale favorable. Leurs courants centrifuges et centripètes vivifient les forces motrices électro-magnétiques vitales de l'assimilation et de la désassimilation qui sont mieux équilibrées et uniformément mieux réparties bilatéralement. Cette union des nerfs psychiques et trophiques est le résultat de l'union des nerfs cérébro-rachidiens sympathiques. On reconnaît par la méthode mathématique de la Biothérapie les degrés de la guérison produite par le mode d'action de la Grande-Grille et de l'hôpital agissant sur l'estomac, le foie, les intestins, le diabète, le rhumatisme et dans ce cas sur le cœur et la circulation du Sang.

**La Biothérapie révèle quatre modes de guérison par la Grande-Grille et l'Hôpital dans le traitement cardiaque et de la circulation du Sang.**

1° Par le rapprochement de l'équilibre 100 o/o.

2° Par le changement d'équilibre.

3° Par l'éloignement de l'équilibre avec balancement.

4° Par l'éloignement de l'équilibre sans balancement.

# Le Cœur et la circulation du sang

2ᵐᵉ CLASSE

De l'état latent hygro-électro-magnétique des mains passives à **D**, actives à **G** pendant le traitement de la Grande-Grille et de l'Hopital.

Toutes les sécrétions vitales n'obéissent qu'à une seule loi : celle de la répartition de l'équilibre bilatéral des forces biologiques : sécrétion sudorale, urinaire, biliaire, gastrique, intestinale, synoviale, etc., etc. Elles sont dirigées par les nerfs doués d'un mouvement uniforme, isochrone, entre les deux côtés du corps. Tous les milieux organiques vibrent et obéissent à l'action centrifuge et centripète des nerfs du cerveau de la moelle et des sympathiques. D'où l'attraction et la répulsion agissant de haut en bas et de bas en haut en même temps que l'aller et le retour au cœur, au cerveau. La vitesse de la vibration du cœur et de la circulation se fait en une vibration par seconde, en 144 vibration par seconde pour les muscles et en 4320 vibrations pour les fonctions sécrétoires. Les deux courants ne s'entrechoquent pas, bien qu'ils se fassent en même temps. La baisse bioscopique D s'incline vers la main D en baisse D et en hausse à G. Les formules de la bioscopie sont seules capables de nous faire comprendre et apprécier les écarts d'équilibre biologique. Nous pouvons avec le bioscope suivre les modifications vitales imprimées à notre mécanisme par la Grande-Grille et l'Hôpital. Ces modifications ne sont pas exclusivement hygrométrique et de nature physique. Elles sont aussi électro-magnétiques vitales. Le cerveau en est le centre magnétique et les nerfs sympathiques le centre électro-trophique. Les ganglions nerveux thoraciques s'ajoutent et s'animent au contact de l'oxygène de l'air pour augmenter leur vitalité et celui de l'hématose pour la nutrition, Les sympathiques rayonnent sur tous les vaisseaux sanguins et leurs donnent la force vaso-motrice. Tout cet ensemble de vibration donne le rythme qui convient à chaque tissus, à chaque organe, à chaque appareil organique. La bioscopie mesure les rapports et les écarts de la répartition bilatérale de l'assimilation et de la désassimilation. Cette nouvelle science biologique fournit au vitalisme médical une application pratique du degré de l'énergie thermale pendant le traitement minéral de Vichy, Elle mesure mathématiquement l'énergie vitale de la Grande-Grille et de l'Hôpital sur chaque individualité.

Pour étudier l'hygro-électro-magnétisme vital des mains par la bioscopie il faut prendre les formules avec les mains entrecroisées de deux personnes différentes dans le bioscope.

### Expérience hygro-électro-magnétique vitale
### par le Biescope

Soit un monsieur en baisse $G$, une dame en baisse D.

$1^{re}$ épreuve : main D du monsieur, main G de la dame : résultat 12".

$2^{me}$ expérience : main G du monsieur, main D de la dame : résultat 8°.

Formule 12 : 100 :: 8 : 66 o/o $= 34°$ de baisse G.

C'est le monsieur qui l'emporte sur la dame.

# Le Cœur et la circulation du sang

2<sup>me</sup> CLASSE

Pronostic et Physiologie

passive à D, active à G.

*Le pronostic* des affections du cœur et de la circulation du sang se gradue indirectement à D au-dessus de 100 o/o, de 100 à 200 o/o, transposé à D de 100 à 50 o/o. Cette graduation en baisse D est au 10, 20, 30, 40, 50 o/o L'inclinaison baisse D est plus favorable que l'inclinaison baisse G. L'inclinaison baisse D c'est l'hémiposthénie D moins portée au déséquilibre organique que l'hémiposthénie G. Cette observation est applicable à tous les malades en baisse D. On peut ainsi avec le bioscope déterminer tous les écarts de la santé et de la maladie du cœur et de la circulation du sang. Le Bioscopiste ne s'occupe pas des quantités manuelles de transpiration mais de leurs proportionnalités entre la main D et la main G. On ne trouve les lois du vitalisme bilatéral que de cette façon. Il y a plus de résistance vitale avec la baisse D qu'avec la baisse G.

*Les écarts d'équilibre en baisse D et hausse G*

*au 10, 20, 3o, 40, 5o o/o permettent de suivre
la marche de la santé et de la maladie physiologique vitalisle des affections cardiaques et de la
circulation du sang,* baisse D, hausse G. Le
centre de la force qui préside à la distribution
vitale entre les deux côtés du corps à son organisation primordiale au cerveau. La baisse bioscopique D correspond à la baisse du travail de
l'hémisphère cérébral G à cause de l'entrecroisement des nerfs entre les deux hémisphères cérébraux. A l'état normal étudié avec le bioscope,
cet entrecroisement des deux hémisphères à lieu
à l'état normal comme dans l'état morbide. Nous
pouvons ainsi avancer que la baisse bioscopique
de la main D indique la baisse cérébral G et que
ia hausse bioscopique G indique la hausse cérébrale D. Cette répartition des forces bioscopiques
est à la fois hygrométrique et électro-magnétique
intermittent pour le cœur et les muscles, continue pour la sécrétion cutanée des mains. Nous
pouvons ainsi connaître avec les formules de la
bioscopie le mode d'énergie vitale de la Grande-
Grille et de l'Hôpital agissant sur notre vitalisme
pendant le traitemeut thermal de Vichy.

### Du vitalisme physiologique bioscopique appliqué au mode d'action de la Grande-Grille et de l'Hôpital

1° L'énergie vitale de la Grande-Grille et de
l'Hôpital équilibre les forces organiques bilatérales.

2° L'énergie vitale bioscopique est favorable

de o à 20 0/0, variable de 20 à 40 0/0, nerveux au-dela de 40 0/0.

3° Les vertus de la Grande-Grille et de l'Hôpital guérissent : 1" par le rapprochement de l'équilibre ; 2° par le changement d'équilibre ; 3° par l'éloignement de l'équilibre avec balancement ; 4° par l'éloignement de l'équilibre sans balancement.

# DIX-SEPTIÈME CHAPITRE

# L'Anémie simple ou compliquée

1ʳᵉ CLASSE

## Le Vitalisme bioscopique des Anémiques passifs à G, actifs à D.

**Le Bioscope mesure le degré de l'énergie vitale de la Grande-Grille et de l'Hôpital pendant le traitement des anémiques hépatiques, spléniques, gastriques, diabétiques, etc., en baisse G, et hausse D**

De 0 à 20 o/o, bons chiffres. Le travail organique Baisse à G Hausse à D. Energie vitale faible favorable.

De 20 à 40 o/o, chiffres douteux. Le travail organique Baisse à G Hausse à D. Energie vitale faible variable.

Au-delà de 40 o/o, chiffres nerveux. Le travail organique Baisse à G Hausse à D. Energie vitale faible nerveuse.

Le Bioscope s'incline en baisse vers la main G et en hausse vers la main D.

La torsion du fil bioscopique établit à la fois l'action hygrométrique de la sécrétion cutanée et de son action électro-magnétique vital.

La Bioscopie prouve qu'en dehors de la transpiration proportionnelle des mains il y a production ou sortie d'électro-magnétisme vital dans la sécrétion cutanée des mains toutes les fois qu'on met en présence dans le bioscope deux mains entrecroisées de personnes différentes.

*Phatologie générale bioscopique.* — La Bioscopie indique que l'inclinaison baisse G coïncide avec les organes faibles passif du côté G. Estomac, cœur, rein, lesquels ont une tendance à la congestion passive à G au 10, 20, 30 40, 50 o/o avec l'état actif des organes du côté opposé.

*Diagnostic.* — Le Bioscopiste établit d'abord le diagnostic classique anémie simple, anémie compliquée, etc., etc., puis il précise le degré du vitalisme bioscopique en baisse G et hausse D. Il gradue son intensité selon le rapprochement ou l'éloignement de l'équilibre. La Bioscopie admet que les nerfs dirigent l'anémie et la chaleur vitale, l'assimilation et la désassimilation. C'est ainsi qu'elle mesure l'énergie vitale de la Grande-Grille et de l'Hôpital.

**Traitement de l'Anémie simple ou compliquée
passive à G active à D par la Grande-Grille et
l'Hôpital.**

*Obs. I.* — Arrivée 15° Baisse G. 17 jours après
10° Baisse D. Changement d'équilibre favorable.

*Obs. II.* — Arrivée 27° Baisse G. 19 jours
après 3° Baisse G. Rapprochement de l'équilibre
favorable.

*Obs. III.* — Arrivée 42° Baisse G 12 jours
après 10° Baisse G. Rapprochement de l'équilibre
favorable.

# L'Anémie simple ou compliquée

Ire CLASSE

---

**De la Bioscopie biothérapique ou thérapeutique
de l'anémie passive à G active à D**

---

Traitement par les Sources
de la Grande-Grille et de l'Hôpital

---

*La thérapeutique des Eaux thermales de
Vichy* s'applique à l'anémie simple comme à
l'anémie compliquée de gastrite, d'hépatite,
d'entérine, de splénite, de néphrite, d'ovarite,
de cystite. La Bioscopie fournit à la clinique
médicale des observations qui permettent de
préciser si la médication convient ou ne convient
pas. A l'arrivée du malade à Vichy le bioscopiste détermine le degré du vitalisme en
baisse G et hausse D indiqué par le degré de
baisse G au 10, 20, 30, 40, 50 o/o. Il faut
qu'au départ, après 20 jours de traitement
l'inclinaison baisse G monte vers l'équilibre
100 o/o ou le dépasse pour se renverser en baisse
D. L'anémie paresseuse devient active. La sécrétion cutanée vitale des mains s'est rapprochée
de la normale ou la dépassée. Il y a plus d'acti-

vité dans le travail dynamique de l'anémie. Toutes les forces organiques et sécrétoire obéissent au réseau nerveux unifié par leurs entre-croisements pour rendre la médication thermale favorable. Le courant des nerfs centrifuges et centripètes vivifie les forces motrice électro-magnétique vitale de l'assimilation et de la désassimilation qui sont mieux équilibrées et uniformément mieux réparties bilatéralement. Cette union des nerfs psychiques et trophiques est le résultat de l'accord cérébro-rachidien sympathique. On reconnaît par la méthode mathématique de la Biothérapie le degré de la guérison produite par le mode d'action de la Grande-Grille et de l'Hôpital agissant sur l'estomac, le foie, les intestins, le diabète, le rhumatisme et dans ce cas sur l'anémie simple ou compliquée.

**La Biothérapie révèle quatre modes de guérison par la Grande-Grille et l'Hôpital dans le traitement de l'Anémie.**

1º Par le rapprochement de l'équilibre 100 o/o.

2º Par le changement d'équilibre au-dessus de 100 o/o et *vice versa*.

3º Par l'éloignement de l'équilibre avec balancement.

4º Par l'éloignement de l'équilibre sans balancement.

# L'Anémie simple et compliquée

1re CLASSE

---

De l'état latent hygro-électro-magnétique des mains
passives à G et actives à D pendant le traitement de
la Grande-Grille et de l'Hôpital.

---

Toutes les sécrétions vitales n'obéissent qu'à
une seule loi, celle de la répartition de l'équilibre
bilatéral des forces biologiques ; sécrétion sudorale, urinaire, biliaire, gastrique, intestinale,
synoviale, etc., etc. Elles sont dirigées par les
nerfs doués d'un mouvement uniforme, isochrone
entre les deux côtés du corps. Tous les milieux
organiques vibrent et obéissent à l'action centrifuge et centripète des nerfs du cerveau, de la
moelle et du grand sympathique. D'où l'attraction et la répulsion agissant de haut en bas et de
bas en haut en même temps que l'aller et le
retour au cœur et au cerveau. La vitesse de la
vibration du cœur se fait une fois par seconde,
celle des muscles 72 vibrations par seconde et
celle de la sécrétion cutanée 4320 par seconde.
Les deux courants ne s'entrechoquent pas, bien
qu'ils se fassent en même temps. La baisse bioscopique G s'inclinent vers la main G en baisse G

et en hausse D sur la main D. Les formules de la bioscopie sont seules capables de nous faire comprendre et apprécier les écarts d'équilibre biologique. Nous pouvons, avec le bioscope suivre les modifications vitales imprimées à notre mécanisme par la Grande-Grille et l'Hôpital. Les modifications ne sont pas exclusivement hygrométriques et de nature physique. Elles sont aussi électro-magnétiques vitales. Le cerveau est le centre magnétique et les ganglions du sympathique, le centre électro-trophique. Les ganglions nerveux bioscopiques s'ajoutent et s'animent au contact de l'oxygène de l'air pour augmenter le vitalisme par la fonction de l'hématose et de la vie de nutrition. Les sympathiques rayonnent sur tous les vaisseaux sanguins et leur donnent la force vaso-motrice. Tout cet assemblage de vibrations donne le rythme qui convient à chaque tissu, à chaque organe, à chaque appareil organique. La bioscopie mesure les rapports et les écarts de la répartition bilatérale de l'assimilation et de la désassimilation. Cette nouvelle science biologique fournit au vitalisme médical une application pratique du degré de l'énergie thermale pendant le traitement médical de Vichy. Cette mesure mathémathique de l'énergie vitale s'applique à la Grande-Grille et à l'Hôpital pour chaque individualité.

*Pour étudier l'hygro-magnétisme vital* des mains par la bioscopie il faut prendre les formules avec les mains entrecroisées de deux personnes différentes dans le bioscope.

Expérience hygro-électro-magnétique vitale
par le Bioscope

Soit un monsieur baisse G, une dame baisse D.

$1^{re}$ épréuve : main D du monsieur, main G de la dame ; résultat $7^o$.

$2^o$ épreuve : main G du monsieur, main D de la dame ; résultat $10^o$.

Formule 17 et à 100 : 10 : 1477 $= 31^o$ baisse D.

C'est la dame qui l'emporte sur le monsieur.

# L'Anémie simple et compliquée

1ʳᵉ CLASSE

Pronostic et Physiologie
passive à G active à D

*Le pronostic* de l'anémie simple et compliquée se gradue directement en baisse G et hausse D au 10, 20, 30, 40, 50 o/o. L'inclinaison baisse G est moins favorable que l'inclinaison baisse D. L'inclinaison baisse G c'est l'hémiposthénie G plus portée au déséquilibre organique que l'hémiposthénie D. Cette observation est applicable à toutes maladies en baisse G. On peut ainsi avec le bioscope déterminer tous les écarts d'équilibre de la santé et de la maladie comme de l'anémie simple ou compliquée. La bioscopie ne s'occupe pas des quantités manuelles de la transpiration, mais de leurs proportionalités entre la main D et la main G. On ne trouve les lois du vitalisme bilatéral que de cette façon. Il y a moins de résistance vitale avec la baisse G qu'avec la baisse D.

*Les écarts d'équilibre en baisse G et hausse D au 10, 20, 30, 40, 50 o/o. permettent de suivre la marche de la santé et de la maladie et de l'anémie, physiologique vitaliste de l'anémie simple ou compliquée en baisse G et hausse D.* Le centre qui préside à la distribution vitale entre le côté G et le côté D a son organisation primordiale au cerveau. La baisse bioscopique G correspond à la baisse du travail de l'hémisphère cérébral D à cause de l'entrecroisement des nerfs entre les deux hémisphères cérébraux. A l'état normal étudié avec le bioscope, cet entrecroisement des deux hémisphères normaux à lieu comme dans l'état morbide. Nous pouvons ainsi avancer que la baisse bioscopique de la main G indique la baisse cérébrale D et que la hausse bioscopique de la main D indique la hausse cérébrale G. Cette répartition des forces bioscopiques est à la fois hygrométrique et électro-magnétique intermittente, par le poul une fois par seconde, 72 fois pour les muscles, 4320 fois pour les sécrétions. Nous pouvons ainsi connaître avec les formules de la bioscopie le mode d'énergie vitale de la Grande-Grille et de l'hôpital sur le vitalisme pendant le traitement thermal de Vichy.

### Du vitalisme physiologique bioscopique appliqué au mode d'action de la Grande-Grille et de l'Hôpital

1" L'énergie de la Grande-Grille et de l'Hôpital équilibre les forces organiques bilatérales.

2ʲ L'énergie vitale du malade est favorable de o à 20 o/o; variable de 20 à 40 o/o; nerveuse au-delà de 40 o/o.

3º Les vertus de la Grande-Grille et de l'Hôpital guérissent: 1º par le rapprochement de l'équilibre; 2º par le changement d'équilibre; 3º par l'éloignement de l'équilibre avec balancement; 4º par l'éloignement de l'équilibre sans balancement.

# L'Anémie simple ou compliquée

2ᵉ CLASSE

Le Vitalisme bioscopique
des Anémiques est passif à D actif à G

**La Bioscopie mesure le degré de l'énergie vitale de la Grande-Grille et de l'Hôpital pendant le traitement des anémiques, hépatiques, spléniques, gastriques, diabétiques, rhumatisants, etc., en Baisse D et Hausse G.**

De 0 à 20 %, bons chiffres. Le travail organique Baisse à D Hausse à G. Energie vitale faible favorable.

De 20 à 40 %, chiffres douteux. Le travail organique Baisse à D Hausse à G. Energie vitale faible variable.

Au-delà de 40 %, chiffres nerveux. Le travail organique Baisse à D Hausse à G. Energie vitale faible nerveuse.

Le Bioscope s'incline en Baisse vers la main D et en Hausse vers la main G.

La torsion du fil bioscopique subit à la fois l'action hygrométrique de la sécrétion cutanée et son état électro-magnétique vital.

La Bioscopie prouve qu'en dehors de la transpiration proportionnelle des mains il a production et sortie d'électro-magnétisme vital dans la sécrétion cutanée des mains toutes les fois qu'on met en présence dans le Bioscope deux mains entrecroisées de personnes différentes.

*Pathologie générale bioscopique.* — La Bioscopie indique que l'inclinaison Baisse D coïncide avec les organes faibles passif du côté D, foie rein D, lesquels ont une tendance à la congestion passive à 10, 20, 30, 40, 50 o/o et à l'état actif pour les organes du côté opposé.

*Diagnostic.* — Le Bioscopiste établit d'abord le diagnostic classique, anémie simple ou anémie compliquée hépatique, splénique, gastrique, cardiaque, nerveuse, etc., puis il précise le degré du vitalisme bioscopique en Baisse D et Hausse G. Il gradue son intensité vitale par le rapprochement ou l'éloignement de l'équilibre. La Bioscopie admet que les nerfs dirigent l'anémie, le sang, la chaleur vitale, l'assimilation et la désassimilation. C'est ainsi qu'elle mesure l'énergie vitale de la Grande-Grille et de l'Hôpital.

**Traitement de l'anémie simple ou compliquée passive à D active à G par la Grande-Grille et l'Hôpital.**

*Obs. 1.* — Arrivée 44° Baisse D. 18 jours après 30° Baisse D. Eloignement de l'équilibre avec balancement favorable.

*Obs. 2.* — Arrivée 31° Baisse D. 15 jours après 36° Baisse D. Eloignement de l'équilibre sans balancement favorable.

*Obs. 3.* — Arrivée 12° Baisse D. 20 jours après 24° Baisse D. Eloignement de l'équilibre avec balancement favorable.

# L'Anémie simple ou compliquée

2ᵉ CLASSE

---

**De la Bioscopie biothérapique ou thérapeutique de l'Anémie passive à D active à G**

---

Traitement par les Sources
de la Grande-Grille et de l'Hôpital

---

*La thérapeutique des Eaux thermales de Vichy* s'applique à l'anémie simple ou compliquée. La Bioscopie fournit à la Clinique médicale de l'anémie des observations qui permettent de préciser si la médication convient on ne convient pas. A l'arrivée du malade à Vichy le Bioscopiste détermine le degré de vitalisme en Baisse D et Hausse G indiqué par le degré de Baisse D au 10, 20, 30, 40, 50 0/0. Il faut qu'au départ après 20 jours de traitement l'inclinaison Baisse D monte vers l'équilibre 100 0/0 ou le dépasse par le renversement Baisse G. L'anémie paresseuse est devenue active. La sécrétion cutanée vitale des mains s'est rapprochée de la normale ou l'a dépassée. Il y a plus d'activité dans le travail dynamique de l'anémie. Toutes les forces anémiques et sécrétoires obéissent au réseau nerveux unifié par leur entrecroisement pour rendre la médication thermale favorable. Le courant des nerfs centrifuges et centripètes vivifie les forces motrices électro-magnétiques vitales de l'assimilation et de la désassimilation qui sont mieux équilibrées et uniformément mieux réparties bilatéralement. Cette union des nerfs psychiques et trophiques est le résultat de l'accord cérébro-rachidien sympathique. On reconnaît par la méthode biothérapique le degré de la guérison produite par le mode d'action de la Grande-Grille et de l'Hôpital agissant sur l'estomac, le foie, les intestins, le diabète, le rhumatisme et dans le cas présent sur l'anémie simple ou compliquée.

**La Biothérapie révèle quatre modes de guérison par la Grande-Grille et l'Hôpital dans le traitement de l'anémie.**

1" Par le rapprochement de l'équilibre 100 o/o.

2° Par le changement d'équilibre.

3° Par l'éloignement d'équilibre avec balancement.

4" Par l'éloignement de l'équilibre sans balancement.

# L'Anémie simple et compliquée

2ᵐᵉ CLASSE

De l'état latent hygro-électro-magnétique des mains
passives à D actives à G pendant le traitement de la
Grande-Grille et de l'Hôpital.

Toutes les sécrétions vitales n'obéissent qu'à
une seule loi : celle de la répartition de l'équilibre bilatéral des forces biologiques : sécrétion
sudorale, urinaire, biliaire, gastrique, intestinale,
synoviale, etc., etc. Elles sont dirigées par les
nerfs doués d'un mouvement uniforme isochrone
entre les deux côtés du corps. Tous les milieux
organiques vibrent et obéissent à l'action centrifuge et centripète des nerfs du cerveau, de la
moelle et du grand sympathique. D'où l'attraction et la répulsion agissant de haut en bas et de
bas en haut en même temps que l'aller et le
retour du cœur et du cerveau. La vitesse de la
vibration du cœur se fait en une seconde, celle
des muscles en 72 vibrations par seconde et
celle des sécrétions en à 4320 vibrations par
seconde. Les deux courants ne s'entrechoquent
pas, bien qu'ils se fassent en même temps. La

baisse bioscopique D s'incline vers la main D en baisse D et en hausse G. Les formules de la bioscopie sont seules capables de nous faire comprendre et apprécier les écarts d'équilibre biologique. Nous pouvons avec le bioscope suivre les modifications vitales imprimées à notre mécanisme par la Grande-Grille et l'Hôpital. Ces modifications ne sont pas exclusivement hygrométriques de nature physique. Elles sont aussi électro-magnétiques vitales. Le cerveau est le centre magnétique et les ganglions du sympathique le centre électro-trophique. Les ganglions nerveux thoraciques s'ajoutent et s'animent au contact de l'oxygène de l'air pour augmenter le vitalisme par les fonctions de l'hématose et de la vie de nutrition. Les sympathiques rayonnent sur tous les vaisseaux sanguins et leurs donnent la force vaso-motrice. Tout cet assemblage vibratoire donne le rythme qui convient à chaque tissu, à chaque organe, à chaque appareil organique. La bioscopie mesure les rapports et les écarts de la répartition bilatérale de l'assimilation et de la désassimilation. Cette nouvelle science biologique fournit au vitalisme médical une application pratique du degré de l'énergie thermal pendant le traitement minéral de Vichy. Cette mesure mathémathique de l'énergie vitale s'applique à la Grande-Grille à l'Hôpital pour chaque individualité.

*Pour étudier l'hygro-électro-magnétisme vital* des mains par la bioscopie il faut prendre les formules avec les mains entrecroisées de deux personnes différentes dans le bioscope.

#### Expérience hygro-électro-magnétique vitale
#### par la Bioscopie

Soit un monsieur baisse G, une dame baisse D.

1<sup>re</sup> épreuve : main D du monsieur, main G de la dame ; résultat 12°.

2<sup>e</sup> épreuve : main G du monsieur, main D de la dame ; résultat 8°.

Formule 12 : 100 :: 8 : 66 °/° = 34° baisse G.

C'est le monsieur qui l'emporte sur la dame.

# L'Anémie simple ou compliquée

2<sup>me</sup> CLASSE

Pronostic et Physiologie
passive à D, active à G

*Le pronostic* de l'anémie simple ou compliquée se gradue indirectement de la hausse G et de la baisse D au 10, 20, 30, 40, 50 o/o. L'inclinaison baisse D est plus favorable que l'inclinaison baisse G. L'inclinaison baisse D c'est l'hémiposthénie D moins portée au déséquilibre organique que l'hémiposthénie G. Cette observation est applicable à toutes les maladies en baisse D. On peut ainsi avec le bioscope déterminer tous les écarts d'équilibre de la santé et de la maladie : ici de l'anémie simple ou compliquée. La bioscopie ne s'occupe pas des quantités manuelles de la transpiration, mais de leurs proportionalités entre la main D et la main G. On ne trouve les lois du vitalisme bilatéral que de cette façon. Il y a plus de résistance vitale avec la baisse D qu'avec la baisse G.

*En écarts d'équilibre en baisse D et hausse G au 10, 20, 30, 40, 50 o/o permettent de suivre la marche de la santé et de l'anémie physiologi-*

*que vitaliste de l'anémie simple ou compliquée*
en baisse D et baisse G. Le centre qui préside à
la distribution vitale entre le côté D et le côté G
a son organisation primordiale au cerveau. La
baisse bioscopique D correspond à la baisse du
travail de l'hémisphère cérébral G à cause de
l'entrecroisement des nerfs entre les deux hémisphères cérébraux. A l'état normal étudié avec le
bioscope cet entrecroisement des deux hémis-
phéres normaux a lieu comme dans l'état morbide. Nous pouvons ainsi avancer que la baisse
bioscopique de la main D indique la baisse
cérébrale G et que la hausse bioscopique de la
main G indique la hausse cérébrale D. Cette répartition des forces bioscopiques est à la fois hygrométrique et électro-magnétique intermittent
pour le poul une fois par seconde, 72 fois en
vibration pour les muscles, et 4320 fois en vibrations continues par les sécrétions. Nous pouvons ainsi connaître avec les formules de la
bioscopie le mode d'énergie vitale de la Grande-
Grille et de l'Hôpital sur le vitalisme pendant le
traitement thermal de Vichy.

Du vitalisme physiologique bioscopique appliqué au
mode d'action de la Grande-Grille et de l'Hôpital.

1° L'énergie vitale de la Grande-Grille et de
l'Hôpital équilibrent les forces organiques bilatérales.

2° L'énergie vitale des malades est favorable
de o à 20 o/o. Variable de 20 à 40 o/o. Nerveux
au-delà de 40 o/o.

3º Les vertus de la Grande-Grille et de l'Hôpital guérissent : 1º par le rapprochement de
l'équilibre ; 2º par le changement de l'équilibre ;
3º par l'éloignement de l'équilibre avec balancement ; 4º par l'éloignement de l'équilibre sans
balancement.

# La Neurasthénie cérébro-rachidienne quelquefois épileptique

## La Neurasthénie du Grand Sympathique quelquefois hystérique

### 1<sup>re</sup> CLASSE

*Le Vitalisme bioscopique des Neurasthéniques
de tout âge est passif à G actif à D*

**Le Bioscope mesure le degré de l'énergie vitale de la Grande-Grille et de l'Hôpital pendant le traitement des Neurastheniques.**

De o à 20 %, bons chiffres. Le travail organique Baisse à G Hausse à D. Energie vitale faible favorable.

De 20 à 40 %, chiffres douteux. Le travail organique Baisse à G Hausse à D. Energie vitale faible variable.

Au-delà de 40 %, chiffres nerveux. Le travail organique Baisse à G Hausse à D. Energie vitale faible nerveuse.

Le Bioscope s'incline en Baisse vers la main G et en Hausse vers la main D.

La torsion du fil bioscopique subit à la fois l'action hygrométrique de la sécrétion cutanée et de son état électro-magnétique vital.

La Bioscopie prouve qu'en dehors de la transpiration proportionnelle des mains il y a production ou sortie électro-magnétique vitale dans la sécrétion cutanée des mains toutes les fois qu'on met en présence dans le Bioscope deux mains entrecroisées de deux personnes différentes.

*Pathologie générale bioscopique.* — La Bioscopie indique que l'inclinaison Baisse G coïncide avec les organes faibles passif du côté G. Estomac, cœur, rein G, lesquels ont une tendance à la congestion passive G au 10, 20, 30, 40, 50 o/o avec l'état actif des organes du côté opposé.

*Diagnostic.* — Le Bioscopiste établit le diagnostic classique. Il est indiqué neurasthénie, névropathie, névrosime. Le Bioscopiste classe la neurasthénie cérébro - rachidienne quelquefois épileptique en étudiant l'interférence des vibrations cérébro-rachidiennes centrifuges qui se produisent dans le cerveau et abolissent le vitalisme comme l'interférence du son produit le silence, l'interférence de la lumière produit l'obscurité. Le Bioscopiste classe aussi la neurasthénie électro-trophique du grand sympathique quelquefois hystérique, en étudiant l'interférence des vibrations centripètes qui n'abolisent pas le vitalisme mais le troublent en se concertant sur les ganglions nerveux sans pouvoir arrêter la vibration centrifuge du cerveau. Le Bioscopiste précise le degré du vitalisme bioscopique en Baisse G et Hausse D. Il gradue son intensité selon le rapprochement ou l'éloignement de l'équilibre. Le Bioscopiste admet que les nerfs dirigent le sang et la chaleur vitale, l'assimilation et la désassimilation. C'est ainsi qu'elle mesure l'énergie vitale de la Grande-Grille et de l'Hôpital.

**Traitement de la Neurasthénie simple ou compliquée passive à G active à D par la Grande-Grille et l'Hôpital.**

*Obs. 1.* — Arrivée 10° Baisse G. 17 jours après 15° Baisse G. Eloignement de l'équilibre sans balancement.

*Obs. 2.* — Arrivée 22° Baisse G. 16 jours après 24° Baisse G. Eloignement de l'équilibre sans balancement.

*Obs. 3.* — Arrivée 45° Baisse G. 12 jours après 47° Baisse G. Eloignement de l'équilibre sans balancement.

# La Neurasthénie cérébro-rachidienne quelquefois épileptique

## La Neurasthénie du grand Sympathique quelquefois hystérique

### 1ʳᵉ CLASSE

---

## De la Biothérapie ou thérapeutique de la Neurasthénie passive à G active à D

---

## Traitement par les Sources de la Grande-Grille et de l'Hôpital

---

*La thérapeutique des Eaux thermales de Vichy* s'applique mal à la neurasthénie simple ou compliquée. La Bioscopie fournit à la Clinique médicale des observations qui permettent de préciser que la médication ne convient pas. A l'arrivée du malade à Vichy le bioscopiste détermine le degré du vitalisme en Baisse G et Hausse D indiqué par le degré de Baisse G au 10, 20, 30, 40, 50 o/o. Il faut qu'au départ l'inclinaison Baisse G se rapproche de l'équilibre. Or, chez les neurasthéniques plus souvent cette inclinaison s'éloigne de l'équilibre. La sécrétion vitale des mains s'est éloignée de la normale. Il y a moins de travail dynamique. Les forces organiques et sécrétoires n'obéissent pas à l'action favorable du traitement. Les courants nerveux centrifuges et centripètes ne vivifient pas la force motrice électro-magnétique vitale de l'assimilation et de la désassimilation qui sont moins bien équilibrés. L'union des forces psychiques et trophiques sont en désaccord. L'entrecroisement des nerfs cérébrorachidiens sympathiques est moins bon. On reconnaît par la méthode mathématique de la Biothérapie que la Grande-Grille et l'Hôpital ne conviennent pas.

**La Biothérapie et la Neurasthénie** révèle le mode d'action de la Grande-Grille et de l'Hôpital.

1º L'éloignement de l'équilibre sans balancement d'équilibre.

2º L'éloignement de l'équilibre sans balancement.

La Grande-Grille et l'Hôpital ne conviennent pas mais ne font pas de mal à petites doses.

# La Neurasthénie cérébro-rachidienne quelquefois épileptique

## La Neurasthénie du Grand Sympathique quelquefois hystérique

1<sup>re</sup> CLASSE

---

De l'état latent hygro-électro-magnétique des mains passives à G actives à D pendant le traitement de la Grande-Grille et de l'Hôpital.

---

Toutes les sécrétions vitales obéissent à une seule loi celle de la répartition de l'équilibre bilatéral des forces biologiques : sécrétion sudorale, urinaire, biliaire, gastrique, intestinale, synoviale, etc., etc. Elles sont dirigées par les nerfs doués d'un mouvement uniforme isochrone entre les deux côtés du corps. Tous les milieux organiques vibrent et obéissent à l'action centrifuge et centripète des nerfs du cerveau, de la moelle et des sympathiques. D'où l'attraction et la répulsion agissant de haut en bas et de bas en haut en même temps que l'aller et le retour du cerveau et du cœur. La vitesse de la vibration du cœur se fait une fois par seconde, celle des muscles 72 fois par seconde et celle de la sécrétion cutanée 4320 par seconde. Les deux courants ne s'entrechoquent pas, bien qu'ils se fassent en même temps. La baisse bioscopique G s'incline vers la main G en baisse G et en hausse D. Les formules de la bioscopie sont seules capables de nous faire comprendre et apprécier les écarts d'équilibre biologique. Nous pouvons avec le bioscope suivre les modifications vitales imprimées à notre mécanisme par la Grande-Grille et l'Hôpital. Ces modifications ne sont pas exclusivement hygrométriques de nature physique. Elles sont aussi électro-magnétiques vitales. Le cerveau est le centre magnétique et les ganglions du sympathique le centre électro-trophique. Les ganglions nerveux thoraciques s'ajoutent et s'animent au contact de l'oxygène de l'air pour augmenter le vitalisme par la fonction de l'hématose et de la vie de nutrition. Les sympathiques rayonnent sur tous les vaisseaux sanguins et leur donnent la force vaso-motrice. Tout cet assemblage de vibration donne le rhythme qui convient à chaque tissu, à chaque organe, à chaque appareil organique. La bioscopie mesure les rapports et les écarts de la répartition bilatérale de l'assimilation et de la désassimilation. Cette nouvelle science biologique fournit au vitalisme médical une application pratique des degrés de l'énergie thermale pendant le traitement minéral de Vichy. Cette mesure mathématique de l'énergie vitale s'applique à la Grande-Grille et à l'Hôpital pour chaque individualité.

*Pour étudier l'hygro-électro magnétisme vital* des mains par la Bioscopie il faut prendre les formules avec les mains entrecroisées de deux personnes différentes dans le bioscope.

## Epreuve hygro-électro-magnétique-vitale
## par la Bioscopie

Soit un monsieur baisse G et une dame baisse D.

1^re expérience : main D du monsieur, main G de la dame : résultat : 7°.

2^me expérience : main G du monsieur, main D de la dame : résultat 10°.

Formule 7 à 100 : 10 : 143 o/o $= 31°$ baisse D.

C'est la dame qui l'emporte sur le monsieur.

# La Neurasthénie cérébro-rachidienne quelquefois épileptique

## La Neurasthénie du Grand Sympathique quelquefois hystérique

### 1<sup>re</sup> CLASSE

---

### Pronostic et Physiologie passive à G active à D

---

*Le pronostic* de la neurasthénie simple ou compliquée se gradue directement en baisse G et hausse D au 10, 20, 3o, 4o, 5o o/o. L'inclinaison baisse G est moins favorable que l'inclinaison baisse D. L'inclinaison baisse G c'est l'hémiposthénie G plus portée au désiquilibre organique que l'hémiposthénie D. Cette observation est applicable à toutes les maladies en baisse G. On peut ainsi avec le bioscope déterminer tous les écarts d'équilibre de la santé et de la maladie comme ici la neurasthénie simple ou compliquée. La bioscopie ne s'occupe pas des quantités manuelles de la transpiration, mais de leurs proportionnalités entre la main D et la main G. On ne trouve les lois du vitalisme bilatéral que de cette façon. Il y a moins de résistance vitale avec la baisse G qu'avec la hausse D.

*Les écarts d'équilibre en baisse G et hausse D au 10, 20, 3o, 40, 5o o/o permettent de suivre*

*la marche de la neurasthénic physiologie vita-*
*liste de la neurasthénic simple ou compliquée*
*baisse G hausse D.* Le centre qui préside à la
distribution vitale entre le côté G et le côté D a
son organisation primordiale au cerveau. La baisse
bioscopique G correspond à la baisse du travail
de l'hémisphère cérébral D à cause de l'entrecroisement des nerfs entre les deux hémisphères
cérébraux. A l'état normal étudié avec la bioscopie cet entrecroisement des deux hémisphères
normaux a lieu comme dans l'état morbide.
Nous pouvons aussi avancer que la baisse bioscopique de la main G indique la baisse cérébrale
D et que la hausse bioscopique D indique la
hausse cérébrale G. Cette répartition des forces
bioscopiques est à la fois hygrométrique et électro-
magnétique intermittent par le pouls une fois
par seconde, 72 fois par seconde pour les muscles, 4320 vibrations par seconde pour les sécrétions. Nous pouvons ainsi connaître avec les formules de la bioscopie le mode d'énergie vitale de
la Grande-Grille et de l'Hôpital sur le vitalisme
pendant la saison thermale de Vichy.

Du vitalisme physiologique bioscopique appliqué au
mode d'action de la Grande-Grille et de l'Hôpital

1° L'énergie vitale de la Grande-Grille et de
l'Hôpital équilibre les forces organiques bilatérales.

2° L'énergie vitale du malade est favorable de
o à 20° ; variable de 20 à 40 o/o ; nerveux au-
delà de 40 o/o.

3° Les vertus de la Grande - Grille et de l'Hôpital guérissent : 1° par le rapprochement de l'équilibre ; 2° par le changement d'équilibre ; 3° par l'éloignsment de l'équilibre avec balancement ; 4° par l'éloignement de l'équilibre sans balancement.

# La Neurasthénie cérébro-rachidienne quelquefois Epileptique

## La Neurasthénie du Grand Sympathique quelquefois hystérique

2<sup>me</sup> CLASSE

Le vitalisme bioscopique des neurasthéniques de tout degrés, est passif à D, actif à G.

La bioscopie mesure les degrés de l'énergie vitale de la Grande-Grille et de l'Hôpital pendant le traitement des neurasthéniques.

De o à 20 o/o, bons chiffres. Le travail organique baisse à D, hausse à G. Energie vitale faible favorable.

De 20 à 40 o/o, chiffres douteux. Le travail organique baisse à D, hausse à G. Energie vitale faible variable.

Au-delà de 40 o/o, chiffres nerveux. Le travail organique baisse à D, hausse à G. Energie vitale faible nerveuse.

La bioscopie s'incline en baisse vers la main D, en hausse vers la main G.

La torsion du fil bioscopique subit à la fois l'action hygrométrique de la sécrétion cutanée et de son état électro-magnétique vital. La bioscopie prouve qu'en dehors de la transpiration proportionnelle des mains, il y a production ou

sortie électro-magnétique vitale dans la sécrétion
cutanée des mains toutes les fois que l'on met
en présence dans le bioscope des mains entrecroisées de deux personnes différentes.

*Pathologie générale bioscopique.*— La bioscopie indique que l'inclinaison baisse D coïncide
avec les organes faibles passifs du côté D, foie,
rein D, lesquels ont une tendance à la congestion
passive à D à 10, 20, 30, 40, 50 o/o avec autant
d'état actif des organes du côté opposé.

*Diagnostic.*— Le bioscopiste établit le diagnostic classique neurasthénie simple ou compliquée. Le bioscopiste classe les neurasthéniques cérébro-rachidiens quelquefois épileptiques
en étudiant l'interférence de vibrations cérébro-
rachidiennes centrifuges qui se produisent dans
cerveau et abolissent le vitalisme comme l'interférence des sons produit le silence et l'interférence de la lumière produit l'obscurité. Le
bioscopiste classe aussi la neurasthénie électro-
trophique du grand sympathique quelquefois
hystérique en étudiant l'interférence des vibrations centripètes qui n'abolissent pas le vitalisme
mais se troublent en se concentrant sur les ganglions nerveux sans pouvoir arrêter les vibrations
centrifuge du cerveau. Le bioscopiste précise le
degré du vitalisme bioscopique en baisse D et
hausse G. Il gradue son intensité selon le rapprochement ou l'éloignement de l'équilibre. Le
bioscopiste admet que les nerfs dirigent le sang,
la chaleur vitale, l'assimilation et la désassimilation. C'est ainsi qu'elle mesure l'énergie vitale
de la Grande-Grille et de l'Hôpital.

### Traitement de neurasthénie simple ou compliquée
### passive à D active à G par la Grande-Grille
### et l'Hôpital

*Obs. I.*— Arrivée : 40° baisse D, 20 jours aprés 45° baisse D. Eloignement de l'équilibre sans balancement.

*Obs. II.*— Arrivée : 30° baisse D, 17 jours après 34° baisse D. Eloignement de l'équilibre avec balancement.

*Obs. III.*— Arrivée : 10° baisse D, 19 jours après 15° baisse D. Eloignement de l'équilibre sans balancement.

# La Neurasthénie cérébro-rachidienne quelquefois Epileptique

## La Neurasthénie du Grand-Sympathique quelquefois hystérique

(2ᵉ CLASSE)

---

## De la Biothérapie ou Thérapeutique de la Neurasthénie passive à D, active à G. Traitement par les sources de la Grande-

---

*La théapeutique des eaux thermales de Vichy* s'applique mal à la neurasthénie simple ou compliquée. La bioscopie fournit à la clinique médicale des observations qui permettent de préciser si la médication convient ou ne convient pas. A l'arrivée du malade à Vichy, le bioscopiste détermine le degré du vitalisme en baisse D, hausse G indique par le degré de baisse D au 10, 20, 3o, 40, 5o o/o. Il faut qu'au départ après 20 jours de traitement l'inclinaison baisse D se rapproche de l'équilibre. Or, chez les neurasthéniques le plus souvent cette inclinaison s'éloigne de l'équilibre. La sécrétion vitale des mains s'écarte de plus en plus de la normale. Il y a moins de travail dynamique. Les forces organiques et sécrétoires n'obéissent pas à l'action favorable du traitement.

Les courants nerveux centrifuges et centripètes
ne vifient pas les forces motrices électro-magnétiques vitales de l'assimilation et de la désassimilation qui sont moins bien équilibrées. L'union
des forces psychiques et trophiques sont en désaccord. L'entrecroisement des nerfs cerebro-
rachidiens sympathiques est moins bon. On
reconnaît par la méthode mathématique de biothérapie que la Grande-Grille et l'Hôpital ne
conviennent pas.

**La Biothérapie de la neurasthénie révèle le
mode d'action de la Grande-Grille et de
l'Hôpital.**

1° L'éloignement de l'équilibre sans balancement.

2° L'éloignement de l'équilibre avec balancement.

*La Grande-Grille et l'Hôpital ne conviennent
pas, mais ne font pas de mal à petites doses.*

# La neurasthénie cérébro - rachidienne quelquefois épileptique

La neurasthénie du Grand Sympathique
quelquefois hystérique.

(2ᵐᵉ CLASSE)

De l'état latent hygro-électro-magnétique des mains passives à D actives à G pendant le traitement de la Grande-Grille et de l'Hôpital.

Toutes les sécrétions vitales obéissent à une seule loi : celle de la répartition de l'équilibre bilatéral des forces biologiques : sécrétion sudorale, urinaire, biliaire, gastrique, intestinale, synoviale, etc., etc. Elles sont dirigées par les nerfs doués d'un mouvement uniforme, isochrone entre les deux côtés du corps. Tous les milieux organiques vibrent et obéissent à l'action centrifuge et centripède des nerfs du cerveau, de la moelle et du grand sympathique. D'où l'attraction et la répulsion agissant de haut en bas et de bas en haut en même temps que l'aller et le retour au cerveau et au cœur. La vitesse de la vibration du cœur se fait une fois par seconde, 72 fois en vibration pour les muscles et

4320 fois vibrations par seconde pour les sécrétions. Les deux courants ne s'entrechoquent
pas, bien qu'ils se fassent en même temps. La
baisse bioscopique D s'incline vers la main D
en baisse D et hausse G. Les formules de la
bioscopie sont seules capables de nous faire
comprendre et apprécier les écarts d'équilibre
biologique. Nous pouvons avec la bioscopie
suivre les modifications vitales imprimées à
notre mécanisme par la Grande-Grille et l'Hôpital. Ces modifications ne sont pas exclusivement
hygrométriques et de nature physique. Elles sont
aussi électro-magnétiques vitales. Le cerveau est
le centre magnétique et les ganglions du sympathique le centre électro-trophique. Les ganglions nerveux thoraciques s'ajoutent et s'animent au contact de l'oxygène de l'air pour
augmenter le vitalisme par la fonction de l'hématose et de la vie de nutrition. Les sympathiques
rayonnent dans tous les vaisseaux sanguins et
leur donnent la force vaso-motrice. Tout cet
assemblage de vibrations donne le rhythme qui
convient à chaque tissu, à chaque organe, à
chaque appareil organique. La bioscopie mesure
les rapports et les écarts de la répartition bilatérale de l'assimilation et la désassimilation. Cette
nouvelle science biologique fournit au vitalisme
médical une application pratique du degré de
l'énergie thermale pendant le traitement minéral
de Vichy. Cette mesure de l'énergie vitale s'applique à la Grande-Grille et à l'Hôpital pour
chaque individualité.

*Pour étudier l'hygro-électro-magnétique*

*vital* des mains par le bioscopiste il faut prendre les formules avec les mains entrecroisées de deux personnes différentes dans le bioscope.

### Expérience hygro-électro-magnétique vitale par le Bioscope.

Soit un monsieur baisse G et une dame baisse D.

1$^{re}$ expérience : Main D du monsieur, main G de la dame : résultat 12"

2$^{me}$ expérience : Main G du monsieur, main D de la dame : résultat 8°.

Formule 12 : 100 :: 8 : 66 o/o = 34° baisse G.

C'est le monsieur qui l'emporte sur la dame.

# La Neurasthénie cérébro-rachidienne quelquefois épileptique

## La Neurasthénie du Grand Sympathique quelquefois hystérique

### (2ᵐᵉ CLASSE)

---

### Pronostic et Physiologie passive à D active à G

---

Le pronostic de la neurasthénie simple ou compliquée se gradue indirectement de la hausse G à la transposition en baisse D. Les chiffres de 100 à 200 à G se transposent de 100 à 50 à D. L'inclinaison baisse D est plus favorable que celle de G ; l'hémiposthénie D est moins portée au déséquilibre que l'hémiposthénie G. ¡Cette observation est applicable à toutes les maladies en baisse D. On peut ainsi avec le Bioscope déterminer tous les écarts d'équilibre de la santé de la maladie et de la neurasthénie. La Bioscopie ne s'occupe pas des quantités manuelles de la transpiration mais de leurs proportionnalités entre la main D et la main G. On ne trouve les lois du vitalisme bilatéral que de cette façon. Il y a plus de résistance vitale avec la baisse D qu'avec la baisse G.

*Les écarts d'équilibre en baisse D hausse G de 10, 20, 30, 40, 50 o/o permettent de suivre la marche de la neurasthénie simple ou compliquée, physiologie vitaliste de la neurasthénie baisse D et hausse G.* Le centre qui préside à la distribution vitale entre le côté D et le côté G a son organisation primordiale au cerveau. La baisse bioscopique D correspond à la baisse du travail de l'hémisphère cérébro G à cause de l'entrecroisement des nerfs entre les deux hémisphères cérébraux. A l'état normal étudié avec le bioscope cet entrecroisement des deux hémisphères normaux a lieu comme dans l'état morbide. Nous pouvons ainsi avancer que la baisse bioscopique de la main D indique la baisse cérébrale G et que la hausse bioscopique G indique la hausse cérébrale D. Cette répartition des forces bioscopiques est à la fois hygrométrique et électro-magnétique intermittente pour le pouls une fois par seconde, 72 vibrations par seconde pour les muscles, 4320 vibrations par seconde pour les sécrétions. Nous pouvons ainsi connaître avec les formules de la bioscopie, le mode d'énergie vitale de la Grande-Grille et de l'Hôpital sur le vitalisme pendant la cure therrmale de Vichy.

**Du vitalisme physiologique bioscopique appliqué au mode d'action de la Grande-Grille et de l'Hôpital.**

1° L'énergie vitale de la Grande-Grille et de l'Hôpital équilibre les forces organiques bilatérales.

2° L'énergie vitale du malade est favorable de o à 20 o/o ; variable de o à 40 o/o. Nerveux au-delà de 40 o/o.

3° Les vertus de la Grande-Grille et de l'Hôpital guérissent : 1° par le rapprochement de l'équilibre ; 2° par le changement d'équilibre ; 3° par l'éloignement de l'équilibre avec balancement ; 4° par l'éloignement de l'équilibre sans balancement.

---

# DIX-NEUVIÈME CHAPITRE

# L'Entérite simple ou compliquée

(1<sup>re</sup> classe)

---

## Le Vitalisme Bioscopique est passif à G actif à D

---

**Le Bioscope mesure le degré de l'énergie vitale de la Grande-Grille et de l'Hôpital pendant le traitement des maladies intestinales en Baisse G et Hausse D.**

---

De 0 à 20° bons chiffres. Le travail organique Baisse à G Hausse à D. Energie vitale faible favorable.

De 20 à 40° chiffres douteux. Le travail organique Baisse à G Hausse à D. Energie vitale faible variable.

Au-delà de 40° chiffres nerveux. Le travail organique Baisse à G Hausse à D. Energie vitale faible nerveuse.

Le Bioscope s'inline en baisse vers la main G et en hausse vers la D.

La torsion du fil bioscopique subit à la fois l'action hygrométrique de la sécrétion cutanée et son état électro-magnétique vital.

Le Bioscope prouve qu'en dehors de la transpiration proportionnelle des mains il y a production ou sortie d'électro-magnétisme dans la sécrétion cutanée toutes les fois qu'on met en présence deux mains entrecroisées de deux personnes différentes dans le Bioscope.

*Pathologie générale bioscopique.* — Le Bioscopie indique que l'inclinaison de la Baisse G coïncide avec les organes passifs faibles du côté G, estomac, cœur, intestins, côté G, avec une tendance congestion lente G au 10, 20, 30, 40, 50 0 0 et à l'état actif des organes du côté opposé à D.

*Diagnostic.* — Le Bioscopiste indique le diagnostic classique : entérite, colite, ascite, catarrhe de l'intestin, etc., etc. et puis il précise le degré de la maladie en baisse bioscopique G ou en hausse D. Il gradue son intensité selon le rapprochement ou l'éloignement de l'équilibre. La Bioscopie admet que les nerfs dirigent le sang, la chaleur vitale, l'assimilation et la désassimilation. C'est ainsi qu'elle mesure l'énergie vitale de la Grande-Grille et de l'Hôpital.

Traitement de l'entérite simple ou compliquée passive à G active à D par la Grande-Grille et l'Hôpital.

*Obs. I.* — Arrivée : 8° baisse G, 17 jours après 16° baisse D. Changement d'équilibre favorable.

*Obs. II.* — Arrivée : 17° baisse G, 20 jours après, 18° baisse D. Changement d'équilibre favorable.

*Obs. III.* — Arrivée : 38° baisse G, 16 jours après, 40° baisse D. Changement d'équilibre favorable.

# L'Entérite simple ou compliquée

(1re classe)

---

La Bioscopie Biothérapique ou Thérapeutique des maladies intestinales passives à G actives à D traitées par les sources de la Grande-Grille et de l'Hôpital

---

*La thérapeutique des Eaux thermales de Vichy* s'applique aux entérites simples ou compliquées. La Bioscopie fournit à la clinique médicale de l'appareil intestinal des observations qui permettent de préciser si cette médication convient ou ne convient pas. À l'arrivée du malade le bioscopiste détermine le degré de vitalité en baisse G hausse D au degré de 10, 20, 30, 40, 50 o/o. Il faut qu'au départ, après 20 jours de traitement, l'inclinaison en baisse G se rapproche de l'équilibre 100 o/o ou se renverse en baisse D, l'entérite paresseuse à G est devenue active à G et passive à D. La sécrétion cutanée vitale des mains s'est rapprochée de la normale. Il y a plus d'activité dans le travail dynamique de l'appareil intestinal. Toutes les forces organiques et sécrétoires obéissent au réseau nerveux unifié par l'entrecroisement des nerfs pour produire une réaction thermale favorable. Leurs courants centrifuges et centripètes activent les forces motrices électro-magnétiques vitales de l'assimilation et de la désassimilation qui sont mieux équilibrées et uniformément mieux réparties bilatéralement. Cette union des nerfs psychiques et trophiques est le résultat de l'accord des nerfs cérébro-rachidiens-sympathique. On reconnaît par la méthode mathématique de la Biothérapie les degrés de la guérison produite par le mode d'action de la Grande-Grille et de l'Hôpital agissant sur l'estomac, le foie et dans ce cas principalement sur l'entérite simple ou compliquée.

**La Biothérapie révèle le mode de guérison par la Grande-Grille et l'Hôpital dans le traitement de l'entérite.**

1ⁿ Par le rapprochement de l'équilibre 100 o/o.

2ᵘ Par le changement d'équilibre.

3ⁿ Par l'éloignement de l'équilibre avec balancement.

4ⁿ Par l'éloignement de l'équilibre sans balancement.

# L'Entérite simple ou compliquée

(1re CLASSE)

De l'état latent hygro-électro magnétique des mains passives à G actives à D pendant le traitement de la Grande-Grille et de l'Hôpital.

Toutes les sécrétions vitales n'obéissent qu'à une seule loi, celle de la répartition de l'équilibre bilatéral des forces biologiques : sécrétion sudorale, renale, biliaire, gastrique, intestinale, synoviale, etc., etc.

Elles sont dirigées par les nerfs doués d'un mouvement uniforme isochrone entre les deux côtés du corps.

Tous les milieux organiques vibrent et obéissent à l'action centrifuge et centripète des nerfs du cerveau, de la moelle et du grand sympathique. D'où l'attraction et la répulsion agissant de haut en bas et de bas en haut en même temps pour l'aller et le retour au cœur et au cerveau. La vitesse du pouls est d'une vibration par seconde, 72 vibrations par seconde aux muscles et 4320 vibrations par seconde aux sécrétions. Les deux courants ne s'entrechoquent pas, bien qu'ils se fassent en même temps. La baisse bioscopique G s'incline vers la main G en baisse G et en hausse D. Les formules de la Biosco-

pie seules sont capables de nous faire comprendre et apprécier les écarts d'équilibre
biologique. Nous pouvons avec le bioscope suivre les modifications vitales imprimées à notre
mécanisme par la Grande-Grille et l'Hôpital. Ces
modifications ne sont pas exclusivement hygrométriques et de nature physique. Elles sont aussi
électro-magnétique vitale. Le cerveau en est le
centre magnétique et les nerfs sympathiques le
centre électro-trophique. Les ganglions nerveux
thoraciques s'ajoutent et s'animent au contact
de l'air et de l'oxygène pour ajouter leur excitalité
à celui de l'hematose pour la vie de nutrition.
Tout cet ensemble de vibrations donne le
rythme qui convient à chaque tissu, à chaque
organe, à chaque appareil organique. La bioscopie
mesure les rapports et les écarts de la répartition
bilatérale de l'assimilation et de la désassimilation.
Cette nouvelle science biologique donne au vitalisme médical une application pratique du degré
de l'énergie thermale pendant le traitement minéral de Vichy. Elle établit la mesure mathématique
de l'énergie vitale de la Grande-Grille et de l'Hôpital
sur chaque individualité.

Pour étudier l'hygro-électro-magnétisme vital
des mains par la bioscopie il faut prendre les
formules avec les mains entrecroisées de deux
personnes différentes dans le bioscope.

## Expérience hygro-électro-magnétique par le Bioscope

Soit un homme baisse G et une dame baisse D.

1re Epreuve : main D l'homme, main G la femme : résultat 7".

2e Epreuve : main G l'homme, main D la femme : résultat 10".

Formule 7 : 100 :: 10 : 143 0 0 = 31" baisse D.

C'est la dame qui l'emporte sur l'homme.

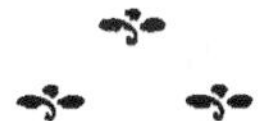

# L'Entérite simple ou compliquée

1re CLASSE

Pronostic et Physiologie Bioscopique
passive à D, active à G.

*Le pronostic* de l'appareil intestinal faible à G actif à D se gradue directement en baisse G et hausse D au 10, 20, 30, 40, 50 o/o. L'inclinaison en baisse G est moins favorable que l'inclinaison en baisse D. L'inclinaison baisse G c'est l'hémiposthénie G plus portée au déséquilibre organique que l'hémiposthénie baisse D. Cette observation est applicable à toutes les maladies en baisse G. On peut ainsi, avec le Bioscope déterminer tous les écarts de la santé, de la maladie et dans ce cas des affections intestinales. La Bioscopie ne s'occupe pas des quantités manuelles de la transpiration, mais de leur proportionnalité entre la main D et la main G. On ne trouve les lois du vitalisme bilatéral que de cette façon. Il y a moins de résistance vitale avec la baisse G qu'avec la baisse D.

*Les écarts d'équilibre en baisse G et hausse D de 10, 20, 30, 40, 50 o/o, permettant de suivre*

*la marche de l'entérite physiologique vitaliste de
l'entérite* en baisse G et hausse D. Le centre des
forces qui président à la distribution vitale entre
le côté D et le côté G a son organisation primordiale au cerveau. La baisse bioscopique G correspond à la baisse du travail de l'hémisphère
cérébral D à cause de l'entrecroisement des nerfs
entre les deux hémisphères cérébraux. A l'état
normal étudié avec le Bioscope cet entrecroisement normal des deux hémisphères a lieu
comme dans l'état morbide. Nous pouvons ainsi
avancer que la baisse bioscopique de la main G
indique la baisse cérébrale D et que la hausse
bioscopique de la main D indique la hausse
cérébrale G. Cette répartition des forces bioscopiques est à la fois hygrométrique et électro-magnétique intermittente par le cœur et les muscles,
et continue par la sécrétion cutanée des mains.
Nous pouvons ainsi connaître avec les formules
de la Bioscopie le mode d'énergie thermale de la
Grande-Grille et de l'Hôpital agissant sur notre
vitalisme pendant le traitement thermal de Vichy.

### Du vitalisme physiologique bioscopique appliqué au mode d'action de la Grande-Grille et de l'Hôpital.

1° L'énergie vitale de la Grande-Grille et de
l'Hôpital équilibrent les forces organiques bilatérales ;

2° L'énergie vitale du malade est favorable de
0 à 20 0/0 ; variable de 20 à 40 0/0 ; nerveuse au-
delà de 40 0/0 ;

3º **Les vertus de la Grande-Grille et de l'Hô-**pital guérissent : 1º par le rapprochement de l'équillbre ; 2º par le changement d'équilibre ; 3º par l'éloignement de l'équilibre avec balancement ; 4º par l'éloignement de l'équilibre sans balancement.

# L'Entérite simple ou compliquée

(2ᵐᵉ CLASSE)

**Le Vitalisme bioscopique est passif à D actif à G. La Bioscopie mesure les degrès de l'énergie vitale de la Grande-Grille et de l'Hôpital pendant le traitement de l'appareil intestinal en baisse D et hausse G.**

De o à 20 o/o, bons chiffres. Le travail organique baisse à D, hausse à G. Energie vitale faible favorable.

De 20 à 40 o/o, chiffres douteux. Le travail organique baisse à D, hausse à G. Energie vitale faible variable.

Au-delà de 40 o o, chiffres nerveux. Le travail organique baisse à D, hausse à G. Energie vitale faible nerveuse.

Le Bioscope s'incline en Baisse vers la main D en Hausse vers la main G.

La torsion du fil bioscopique subit à la fois l'action hygrométrique de la sécrétion cutanée et son état électro-magnétique vital.

La Bioscopie prouve qu'en dehors de la transpiration proportionnelle des mains, il y a production ou sortie d'électro-magnétisme-vital dans la sécrétion cutanée toutes les fois qu'on met en présence dans le bioscope deux mains entrecroisées de deux personnes différentes.

*Pathologie générale Bioscopique.*— La Bioscopie indique que l'inclinaison baisse D coïncide avec les organes faibles du côté D, foie et rein D, lesquels ont une tendance à la congestion passive au 10, 20, 30, 40, 50 o/o ou à l'état actif des organes du côté opposé.

*Diagnostic.*— Le bioscopiste indique d'abord le diagnostic classique : Entérite, catarrhe intestinal, etc., etc., et puis il précise le degré de la maladie en baisse D et hausse G. Il gradue son intensité selon le rapprochement ou l'éloignement de l'équilibre. La Bioscopie admet que les nerfs dirigent le sang, la chaleur vitale, l'assimilation et la désassimilation. C'est ainsi qu'elle mesure l'énergie vitale de la Grande-Grille et de l'Hôpital.

**Traitement de l'entérite simple ou compliquée passive à D active à G par la Grande-Grille et l'Hôpital.**

*Obs. I.* — Arrivée : 40" baisse D, 15 jours après : 10° baisse D. Rapprochement de l'équilibre favorable.

*Obs. II.* — Arrivée : 27° baisse D, 20 jours après : 9° baisse G. Changement d'équilibre favorable.

*Obs. III.* — Arrivée : 13° baisse D, 22 jours après : 29° baisse D. Eloignement de l'équilibre avec balancement favorable.

# L'Entérite simple ou compliquée

2ᵐᵉ CLASSE

De la Biothérapie ou thérapeutique des ma-
ladies intestinales passives à D actives à
G traitées par les sources de la Grande-
Grille et de l'Hôpital.

*La thérapeutique des Eaux thermales de
Vichy* s'applique aux entérites simples ou compliquées. La Bioscopie fournit à la clinique médicale de l'appareil intestinal des observations
qui permettent de préciser si cette médication
convient ou ne convient pas. A l'arrivée du malade à Vichy le Bioscopiste détermine le degré de
la vitalité en baisse D hausse G au degré de 10,
20, 30, 40, 50 o/o. Il faut qu'au départ après 20
jours de traitement l'inclinaison en baisse D se
rapproche de l'équilibre 100 o/o ou se renverse
en baisse G. L'entérite paresseuse à D est devenue active à D et passive à G. La sécrétion cutanée vitale des mains se rapproche de la normale.
Il y a plus d'activité dans le travail dynamique
de l'appareil intestinal. Toutes les forces organiques et sécrétoires obéissent au réseau nerveux
unifié par l'entrecroisement des nerfs pour produire une réaction thermale favorable. Leurs
courants centrifuge et centripète activent les

forces motrices électro-magnétiques vitales de l'assimilation et de la désassimilation qui sont mieux équilibrées et uniformément mieux réparties bilatéralement. Cette union des nerfs psychiques et trophiques est le résultat de l'accord des nerfs cérébraux-rachidiens sympathiques. On reconnaît par la méthode mathématique de la Biothérapie les degrés de la guérison produite par le mode d'action de la Grande-Grille et de l'Hôpital agissant sur l'intestin, l'estomac et le foie.

**La Biothérapie révèle le mode de guérison de l'appareil intestinal par la Grande-Grille et l'Hôpital.**

1° Par le rapprochement de l'équilibre 100 °/₀.

2° Par le changement de l'équilibre.

3° Par l'éloignement de l'équilibre avec balancement.

4° Par l'éloignement de l'équilibre sans balancement.

# L'Entérite simple ou compliquée

(2ᵐᵉ CLASSE)

De l'état latent hygro-électro-magnétique des mains passives à **D**, actives à G pendant le traitement de la Grande-Grille et de l'Hôpital.

---

Toutes les sécrétions vitales n'obéissent qu'à une seule loi, celle de la répartition de l'équilibre bilatéral des forces biologiques : sécrétion sudorale, rénale, biliaire, gastrique, intestinale, synoviale, etc., etc. Elles sont dirigées par les nerfs doués d'un mouvement uniforme, isochrone entre les deux côtés du corps. Tous les milieux organiques vibrent et obéissent à l'action centrifuge et centripète des nerfs du cerveau, de la moelle et du grand sympathique. D'où l'attraction et la répulsion agissant de haut en bas et de bas en haut en même temps que l'aller et le retour au cœur et au cerveau. La vitesse du pouls est d'une vibration par seconde pour les muscles 79° vibration par seconde, et pour les sécrétions 4320 vibrations par seconde. Les deux courants ne s'entrechoquent pas, bien qu'ils se fassent en même temps. La baisse bioscopique D s'incline vers la main D en baisse D et hausse G. Les formules de la bioscopie seules sont capables de nous faire comprendre et apprécier les écarts d'équilibre biologique. Nous pouvons avec le Bioscope suivre les modifications vitales imprimées à notre mécanisme par la Grande-Grille et l'Hôpital. Ces modifications ne sont pas exclusivement hygrométriques et de nature physique. Elles sont aussi électro-magnétique vitales. Le cerveau est le centre magnétique et les nerfs sympathique le centre électro-trophique. Les ganglions nerveux thoraciques s'ajoutent et s'animent au contact de l'oxygène de l'air pour ajouter leur excitabilité à celui de l'hématose pour la vie de nutrition. Tout cet assemblage de vibrations donne le rhytme qui convient à chaque tissu, à chaque organe, à chaque appareil organique. Le La Bioscopie mesure les rapports et les écarts de la répartition bilatérale de l'assimilation et de la désassimilation. Cette nouvelle science biologique donne au vitalisme médical une application pratique du degré de l'énergie thermale pendant le traitement thermal de Vichy. Elle établit la mesure mathématique de l'énergie vitale de la Grande-Grille et de l'Hôpital sur chaque individualité.

Pour étudier l'hygro-électro magnétique des mains par la Bioscopie, il faut prendre les formules dans le Bioscope avec les mains entrecroisées de deux personnes différentes.

## Expérience hygro-électro magnétique
## par le Bioscope

Soit un monsieur baisse à G, une dame baisse à D.

$1^{re}$ épreuve : Main D du monsieur, main G de la dame : résultat $7°$.

$2^e$ épreuve : Main G du monsieur, main D de la dame : résultat $10°$.

Formule : $7 : 100 : 10° = 143. 31°$ baisse D.

C'est la dame qui l'emporte sur le monsieur.

# L'Entérite simple ou compliquée

(2ᶜ CLASSE)

Pronostic et Physiologie Bioscopique
passive à D active à G

*Le pronostic* de l'appareil intestinal faible à D actif à G se gradue indirectement en baisse D et hausse G. La hausse G de 100 à 200 o/o est transposée de 100 à 50 o/o en baisse D. La baisse D est au 10, 20, 30, 40, 50 o/o. L'inclinaison en baisse D est plus favorable que celle de G. L'inclinaison baisse D c'est l'hémiposthénie D comme l'inclinaison baisse G et l'hémiposthénie G. Cette observation est applicable à toutes les maladies en baisse D. L'hémiposthénie D est moins portée au déséquilibre que celle du côté opposé. On peut ainsi avec le bioscope déterminer tous les écarts des affections intestinales. La Bioscopie ne s'occupe pas des quantités manuelles de la transpiration mais de leurs proportionalités entre la main D et la main G. On ne trouve les lois du vitalisme bilatéral que de cette façon. Il y a plus de résistance vitale avec la baisse D qu'avec la baisse G.

*Les écarts d'équilibre en baisse D et hausse G au 10, 20, 30, 40, 50 o/o permettent de suivre la marche des maladies intestinales physiologique vitaliste de l'entérite simple ou compliquée passive à D active à G.* — Le centre des forces qui préside à la distribution vitale entre le côté D et le côté G a son organisation primordiale au cerveau. La baisse bioscopique D correspond à la baisse du travail de l'hémisphère cérébral G à cause de l'entrecroisement des nerfs enerc les deux hémisphères cérébraux. A l'état normal, étudié avec le bioscope, cet entrecroisemeni normal des deux hémisphères a lieu comme dans l'état morbide. Nous pouvons ainsi avancer que la baisse bioscopique de la main D indique la baisse cérébrale G et que la hausse bioscopique de la main G indique la hausse cérébrale D. Cette répartition des forces est à la fois hygrométrique et électro-magnétique intermittent pour le cœur et les muscles continue pour la sécrétion cutanée des mains. Nous pouvons ainsi connaître avec les formules de la Bioscopie le mode d'énergie thermale de la Grande-Grille et de l'Hôpital agissant sur notre vitalisme pendant le traitement thermal de Vichy.

**Du vitalisme physiologique appliqué au mode d'action de la Grande-Grille et de l'Hôpital.**

1° L'énergie thermale de la Grande-Grille et de l'Hôpital équilibre les forces organiques bilatérales.

2° L'énergie vitale du malade est favorable de o à 20 o/o, variable de 20 à 40 o/o nerveuse au-delà de 40 o/o.

3° Les vertus de la Grande-Grille et de l'Hôpital guérissent : 1. Par le rapprochement de l'équilibre ; 2. Par le changement de l'équilibre ; 3. Par l'éloignement de l'équilibre avec balancement ; 4. Par l'éloignement de l'équilibre sans balancement.

# VINGTIÈME CHAPITRE

## Les Diathèses, les Cachexies, les Dyscrasies les Scrofules, les Infirmes

Diabéte, Tuberculose, Rhumatisme goutteux Tertiaire; herpetisme.

(1ʳᵉ CLASSE)

Le vitalisme bioscopique est passif a G actif à D. La Bioscopie mesure les degrés de l'énergie thermale et vitale de la Grande-Grille et de l'Hôpital pendant le traitement des maladies diathésiques en baisse G et hausse D.

De 0 à 20 0/0, *bons chiffres*, le travail organique baisse à G, hausse à D, énergie vitale faible favorable.

De 20 à 40 0/0, *chiffres douteux*, le travail organique baisse à G, hausse à D, énergie vitale faible variable.

Au-delà de 40 0/0, *chiffres nerveux*, le travail organique baisse à G, hausse à D, énergie vitale faible nerveuse.

*Le bioscope* s'incline en baisse vers la main G et en hausse vers la main D.

*La torsion du fil bioscopique* subit à la fois l'état hygrométrique de la sécrétion cutanée et son état électro-magnétique vital.

La Bioscopie prouve qu'en dehors de la transpiration proportionnelle des mains il y a production ou sortie électro-magnétipue dans la sécrétion cutanée toutes le fois qu'on met en présence dans le Bioscope les mains de deux personnes différentes.

*Pathologie générale bioscopique.* — La Bioscopie indique que l'inclinaison en baisse G coïncide avec les organes passifs faibles du côté G, estomac, cœur, rein G au degré de 10, 20, 30, 40, 50 o/o avec l'état actif des organes du côté opposé.

*Diagnostic.* — Le Bioscopiste indique le diagnostic classique : Le nom de la diathèse, etc., et puis il précise le degré de la maladie en baisse bioscopique G ou en hausse D. Il gradue son intensité selon le rapport qui rapproche ou éloigne de l'équilibre. La Bioscopie admet que les nerfs dirigent le sang et la chaleur vitale, l'assimilation et la désassimilation. C'est ainsi qu'elle mesure l'énergie vitale de la Grande-Grille et de l'Hôpital.

## Traitement des diathèses passives à **G**, active à **D** par la **Grande-Grille** et l'**Hôpital**

Obs. 1. — Arrivée 42° Baisse G, 19 jours après 16° baisse G. Rappochement d'équilibre favorable.

Obs. 2. — Arrivée 27" Baisse G, 17 jours après 10° Baisse D. Changement d'équilibre favorable.

Obs. 3. — Arrivée 14° Baisse G, 17 jours après 20° Baisse G. Eloignement de l'équilibre avec balancement.

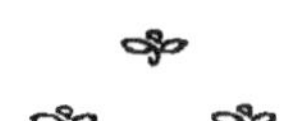

# Les Diathèses, les Cachexies, les Dyscrasies les Scrofules, les Infirmes

---

Tuberculose, Diabète, Rhumatisme goutteux
Tertiaire Herpetisme.

1re CLASSE

---

**Thérapeutique des diathésiques passifs à G, actifs à D. Traitement par les sources de la Grande-Grille et de l'Hôpital à Vichy.**

---

*La thérapeutique des eaux thermales de Vichy* s'applique aux diathésiques de toute catégorie à la condition de donner avec les eaux de Vichy en boisson, les bains sulfureux au sublimé tous les 2 jours. La bioscopie fournit à la clinique médicales des dyscrasiques des observations qui permettent de préciser si la médication convient ou ne convient pas. A l'arrivée du malade à Vichy le bioscopiste détermine le degré de la vitalité en baisse G hausse D au degré de 10, 20, 30, 40, 50 0/0. Il faut qu'au départ après 20 jours de traitement l'inclinaison baisse G monte à 100 0/0 ou se renverse en baisse D. Le diathésique paresseux dans les organes de G sont devenus actifs à G et passif à D. La sécrétion vitale des mains s'est rapprochée de la normale. Il y a plus d'intensité dans le travail dynamique de tous les appareils. Toutes les forces organiques et sécrétoires obéissent au réseau nerveux unifié par son entrecroisement pour produire une réaction thermale favorable. Leurs courants centrifuges et centripètes activent les forces motrices électromagnétiques vitales de l'assimilation et de la désassimilation qui sont mieux équilibrées et uniformément mieux réparties bilatéralement. Cette union des nerfs psychiques et trophiques est le rétultat de l'union des nerfs cerebro-rachidienssympathiques. On reconnaît par la méthode mathématique de la biothérapie les degrés de la guérison produite par le mode d'action de la Grande-Grille et de l'Hôpital agissant sur l'estomac, le foie, les intestins, le sang et tout l'être diathésique dans sa particularité.

**La Biothérapie révèle le mode de guérison par la Grande-Grille et l'Hôpital dans le traitement des diathésiques, des dyscrasiques et des cachextiques.**

1° Rapprochement de l'équilibre 100 o/o, favorable.

2° Changement d'équilibre, favorable.

3° Eloignement d'équilibre avec balancement favorable.

4° Eloignement de l'équilibre sans balancement favorable.

# Les Diathèses, les Cachexies, les Dyscrasies les Scrofules, les infirmes

---

Tuberculose, Diabéte, Rhumatisme goutteux
Tertiaire herpetisme

1<sup>re</sup> CLASSE

---

## Pronostic et physiologie bioscopique passive à G active à D

---

*Le pronostic* des diathésiques de toute catégorie faible à G et actif à D se gradue directement en baisse G et hausse D au 10, 20, 30, 40, 50 o/o. L'inclinaison baisse G est moins favorable que l'inclinaison baisse D. L'Inclinaison baisse G c'est l'hémiposthénie G plus portée au déséquilibre organique que l'hémiposthénie D. Cette observation est applicable à tous les écarts de la santé, de la maladie et de toutes les affections diathésiques. Le bioscope ne s'occupe pas des quantités manuelles de transpiration mais de leurs proportionalités entre la main D et la main G. On ne trouve les lois du vitalisme bilatéral que de cette façon. Il y a plus de résistance vitale dans la baisse G qu'avec la baisse D.

*Les écarts d'équilibre en baisse G et hausse D au 10, 20, 30, 40, 50 o/o permettent de suivre la marche de toute affection diathésique physiologique simple ou compliquée* en baisse G hausse D. Le centre de la force qui préside à la distribution vitale entre le côté D et le côté G a son organisation primordiale au cerveau. La Baisse bioscopique G correspond à la baisse du travail de l'hémisphère cérébral D à cause de l'entrecroisement des nerfs entre les deux hémisphères cérébraux. A l'état normal étudié avec le Bioscope cet entrecroisement des deux hémisphères normaux a lieu comme dans l'état morbide cérébral. Nous pouvons aussi avancer que la baisse bioscopique de la main G indique la baisse cérébral D et que la hausse bioscopique de la main D correspond à la hausse cérébrale G. Cette répartition des forces bioscopiques est à la fois hygrométrique et électro-magnétique intermittente par le cœur les muscles et les sécrétions obéissant aux courants continus. Nous pouvons ainsi connaître avec les formules de la Bioscopie le mode d'énergie vitale de la Grande-Grille et de l'Hôpital sur notre vitalisme pendant le traitement de Vichy.

**Du vitalisme physiologique bioscopique appliqué au mode d'action de la Grande-Grille et de l'Hôpital.**

1º L'énergie vitale de la Grande-Grille et de l'Hôpital équilibrent les forces organiques bilatérales.

2º L'énergie vitale du malade est favorable de

o à 20 0/0, variable de 20 à 40 0/0, nerveux au-dessus de 40 0/0.

3° Les vertus de la Grande-Grille et de l'Hôpital guérissent : 1° par le rapprochement de l'équilibre, 2° par le changement d'équilibre, 3° par l'éloignement de l'équilibre avec balancement, 4° par l'éloignement de l'équilibre sans balancement.

# Les Diathèses, les Cachexies, les Dyscrasies les Scrofules, les Infirmes

Tubercolose, Diabète, Rhumatisme goutteux
Tertiaire, herpetisme.

1re CLASSE

**De l'état latent hygro-électro magnétique des mains passives à G. actives à D pendant le traitement de la Grande-Grille et de l'Hôpital.**

Toutes les sécrétions vitales n'obéissent qu'à une seule loi. Celle de la répartition de l'équilibre bilatéral des forces biologiques, sécrétions sudorale, rénale, biliaire, gastrique intestinale, synoviale, etc., etc. Elles sont dirigées par les nerfs, doués d'un mouvement uniforme isochrone entre les deux côtés du corps. Tous les milieux organiques vibrent et obéissent à l'action centrifuge et centripète des nerfs du cerveau, de la moelle et du sympathique. D'où l'attraction et la répulsion agissant de haut en bas et de bas en haut en même temps que l'aller et le retour au cœur et au cerveau. La vitesse de la vibration se fait pour le cœur en une seconde, pour les muscles en 72 vibrations par seconde et pour les sécrétions en 4320 vibrations par seconde. Les deux courants ne s'entrechoquent pas bien qu'ils se fassent en même temps. La baisse bioscopique G s'incline vers la main G en baisse G et hausse D. Les formules de la Bioscopie seules sont capables de nous faire comprendre et apprécier les écarts d'équilibre biologique. Nous pouvons avec le Bioscope suivre les modifications vitales imprimées à notre mécanisme par la Grande-Grille et l'Hôital. Ces modifications ne sont pas exclusivement hygrométriques et de nature physique. Elles sont aussi électro-magnétiques vitales. Le cerveau en est le centre magnétique et les nerfs sympathiques, le centre électro-trophique. Les ganglions nerveux thoraciques s'ajoutent et s'animent au contact de l'oxygène de l'air pour ajouter à leur excitabilité celui de l'hématose pour la vie de nutrition. Les sympathiques rayonnent sur tous les vaisseaux sanguins et leur donnent la force vaso-matrice. Tout cet assemblage de vibration donne le rythme qui convient à chaque tissu, à chaque organe, à chaque appareil organique. La Bioscopie mesure les rapports et les écarts de la répartition bilatérale de l'assimilation de la désassimilation. Cette nouvelle science biologique donne au vitalisme médical une application pratique du degré de l'énergie vitale et thermale de la Grande-Grille et de l'Hôpital sur chaque individualité.

Pour étudier l'hygro-électro magnétisme vital des mains par la Bioscopie, il faut prendre les formules avec les mains entrecroisées de deux personnes différentes dans le bioscope.

## Expérience hygro-électro magnétique vitale par le Bioscope

Soit un homme baisse G, une dame baisse D.

$1^{re}$ épreuve, main gauche de l'homme, main D de la femme, résultat $7°$.

$2^e$ épreuve, main droite de l'homme, main G de la femme, résultat, $10°$.

Formule $7 : 10 : 10 : 143 = 31°$ baisse D.

La dame l'emporte sur l'homme.

# Les Diathèses, les Cachexies, les Dyscrasies, les Scrofules, les Infirmes

---

Diabète, Tuberculose, Rhumatisme goutteux
Tertiaire, Herpétisme

(2° CLASSE)

---

**Le Vitalisme Bioscopiste est passif à D actif à G. Le Bioscope mesure les degrés de l'énergie de la Grande-Grille et de l'Hôpital pendant les diathèses de toute nature en baisse D et hausse G.**

---

De 0 à 20 o/o bons chiffres. Le travail organique baisse D hausse G. Energie vitale faible favorable.

De 20 à 40 o/o chiffres douteux. Le travail organique baisse D hausse G. Energie vitale faible variable.

Au-delà de 40 o/o chiffres nerveux. Le travail organique baisse D hausse G. Energie vitale faible nerveuse.

La Bioscopie s'incline en baisse vers la main D et en hausse vers la main G.

La torsion du fil bioscopique subit à la fois l'action hygrométrique de la aécrétion cutanée et son état électro-magnétique vital.

La Bioscopie prouve qu'en dehors de la transpiration proportionnelle des mains il y a production ou sortie d'électro-magnétisme vital dans la sécrétion cutanée toutes les fois qu'on met en présence deux mains entrecroisées de deux personnes différentes dans le bioscope.

*Pathologie générale bioscopique.* — Le Bioscopique indique que l'inclinaison en baisse D coïncide avec les organes faibles du côté D, foie, rein D, lesquels ont une tendance à la congestion passive au 10, 20, 30, 40, 50 o/o avec l'état actif des organes du côté opposé.

*Diagnostic.* — Le Bioscopiste indique d'abord le diagnostic classique de la diathèse spécialisée et puis il précise le degré du vitalisme bioscopique en baisse D et hausse G. Il gradue son intensité selon le rapprochement ou l'éloignement de l'équilibre. La bioscopie admet que les nerfs dirigent le sang et la chaleur vitale, l'assimilation et la désassimilation. C'est ainsi qu'elle mesure l'énergie vitale de la Grande-Grile et de l'Hôpital.

**Traitement des affections Diathésiques de toute nature passives à D actives à G par la Grande-Grille et l'Hôpital.**

*Obs. I.* — 45° baisse D. 25 jours après 12° baisse D. Rapprochement de l'équilibre favorable.

*Obs. II.* — 24° baisse D. 20 jours après 28° baisse D. Eloignement de l'équilibre défavorable.

*Obs. III.* — 15° baisse D. 17 jours après 17° baisse G. Changement d'équilibre favorable.

# Les Diathèses, les Cachexies, les Dyscrasies, les Scrofules, les Infirmes

Tuberculose, Diabète, Rhumatisme goutteux
Tertiaire, Herpetisme

2ᵉ CLASSE

**Biothérapie Bioscopique ou thérapeutique des Diathèses passives à D actives à G. Traitement par les sources de la Grande-Grille et de l'Hôpital.**

*La thérapeutique des Eaux thermales de Vichy* s'applique aux diathèses de toutes sortes et à leur complication. La Bioscopie fournit à la clinique médicale des diathèses assez d'observation pour permettre de préciser si la médication convient ou ne convient pas. A l'arrivée du malade à Vichy, le bioscopiste détermine le degré de vitalité en baisse D et hausse G au degré de 10, 20, 30, 40, 50 o/o. Il faut qu'au départ, après 20 jours de traitement, l'inclinaison baisse D monte à l'équilibre 100 o/o ou se renverse en baisse G. Le diathésique paresseux D devient actif de ce côté et passif de l'autre. La sécrétion cutanée vitale des mains s'est rapprochée de la normale. Il y a plus d'activité dans le travail dynamique de l'infection diathésique. Toutes les forces organiques et sécrétoires obéissent au réseau nerveux unifiés par l'entrecroisement de leurs filets pour produire une médication thermale favorable. Leurs courants centrifuges et centripètes activent les forces motrices électro-magnétiques vitales de l'assimilation et de la désassimilation qui sont mieux équilibrées et uniformément mieux réparties bilatéralement. Cette union des nerfs psychiques et trophiques est le résultat de l'accord des nerfs cérébro-rachidiens sympathiques. On reconnaît par la méthode mathématique de la Biothérapie le degré de guérison produite par le mode d'action de la Grande-Grille et de l'Hôpital agissant sur l'estomac, le foie, les intestins, le sang, le rhumatisme, le diabète, la goutte et toutes les diathèses possibles.

La Biothérapie révèle quatre modes de guérison par la Grande-Grille et l'Hôpital dans les dyscrasies

1º Guérison par le rapprochement de l'équilibre.

2º Guérison par le renversement de l'équilibre.

3º Guérison par l'éloignement de l'équilibre avec balancement.

4º Guérison par l'éloignement de l'équilibre sans balancement.

# Les Diathèses, les Cachexies, les Dyscrasies, les Scrofules, les Infirmes

## Tuberculose, Diabète, Rhumatisme goutteux, Tertiaire, Herpétisme

2ᵉ CLASSE

Le *pronostic* des affections diathésiques de toute catégorie faible à D et actif à G se gradue indirectement à G au-dessus de 100 à transposer de 100 à 200 o/o à 100 et 50 o/o à D. Cette graduation en baisse D et hausse G est au 10, 20, 30, 40, 50 o/o. L'inclinaison baisse D est plus favorable que l'inclinaison baisse G. L'inclinaison baisse D c'est l'hémiposthénie D moins portée au déséquilibre organique que l'hémiposthénie G. Cette observation est applicable à toutes les maladies en baisse D. On peut ainsi avec le Bioscope déterminer tous les écarts de la santé, de la maladie des diathésiques. La Bioscopie ne s'occupe pas des quantités manuelles de la transpiration mais de leur proportionnalité entre la main D et la main G. On ne trouve les lois du vitalisme bilatéral que de cette façon. Il y a plus de résistance vitale avec la baisse D qu'avec la baisse G.

*Les écarts d'équilibre en baisse D et hausse G au 10, 20, 30, 40, 50 o/o permettent de suivre la marche de la santé et des affections diathésiques, physiologique, en baisse D hausse G.* Le centre de la force qui préside à la distribution vitale entre le côté D et le côté G a son organisation primordiale au cerveau. La baisse bioscopique D correspond à la baisse du travail de l'hémisphère cérébral G à cause de l'entrecroisement des nerfs entre les deux hémisphèrent cérébraux. A l'état normal étudié avec le Bioscope cet entrecroisement des deux hémisphères normaux a lieu comme dans l'état morbide. Nous pouvons ainsi avancer que la baisse bioscopique de la main D indique la baisse cérébrale G et que la hausse bioscopique G indique la hausse cérébrale D. Cette répartition des forces bioscopiques est à la fois hygrométrique et électro-trophique et magnétique intermittente pour le cœur, les muscles et continue pour les sécrétions. Nous pouvons ainsi connaître avec les formules de la Bioscopie le mode d'énergie vitale de la Grande-Grille et de l'Hôpital agissant sur notre vitalisme pendant le traitement thermal de Vichy.

**Du vitalisme physiologique bioscopique appliqué au mode d'action de la Grande-Grille et de l'Hôpital dans les états diathésiques.**

1° L'énergie vitale de la Grande-Grille et de l'Hôpital équilibrent les forces organiques bilatérales.

2° L'énergie vitale bioscopique est favorable

de o à 20 o/o ; variable de 20 à 40 o/o ; nerveuse au-delà de 40 o/o.

3° La vertu de la Grande-Grille et de l'Hôpital guérissent: 1° par le rapprochement de l'équilibre ; 2° par le changement d'équilibre ; 3° par l'éloignement de l'équilibre avec balancement ; 4° par l'éloignement de l'équilibre sans balancement.

# Les Diathèses, les Cachexies, les Dyscrasies, les Scrofules, les Infirmes

---

## Tuberculose, Diabète, Rhumatisme goutteux, Tertiaire, Herpétisme

2ᵉ CLASSE

---

**De l'état latent hygro-électro magnétique des mains passives à D, actives à G, pendant le traitement thermal do la Grande-Grille et de l'Hôpital.**

---

Toutes les sécrétions vitales n'obéissent qu'à une seule loi : celle de la répartition de l'équilibre bilatéral des forces biologiques : sécrétion sudorale, rénale, biliaire, intestinale, gastrique, synoviale, etc., etc. Elles sont dirigées par les nerfs douées d'un mouvement uniforme, isochrone entre les deux côtés du corps. Tous les milieux organiques vibrent et obéissent à l'action centrifuge et centripète des nerfs, du cerveau, de la moelle et du grand sympathique. D'où l'attraction et la répulsion agissant de haut en bas et de bas en haut en même temps que l'aller et le retour au cœur et au cerveau. La vitesse de la vibration se fait une fois pour le cœur, 72 fois pour la vibration des muscles et 4320 pour la vibration des sécrétions. Les deux courants ne s'entrechoquent pas, bien qu'ils se fassent en même temps. La baisse bioscopique D s'incline vers la main D en baisse D et en hausse G. Les formules de la Bioscopie sont seules capables de nous faire comprendre et apprécier les écarts d'équilibre biologique. Nous pouvons avec la Bioscopie suivre les modifications vitales imprimées à notre mécanisme par la Grande-Grille et l'Hôpital. Ces modifications ne sont pas seulement hygrométriques et de nature physique. Elles sont électro-magnétiques vitales. Le cerveau et la moelle sont le centre magnétique, le grand sympathique et la moelle le centre électro-trophique. Les ganglions nerveux thoraciques s'ajoutent et s'animent au contact de l'air et de l'oxygène pulmonaire pour ajouter leur vitalité à celui de l'hématose pour la vie de nutrition.

Tout cet ensemble de vibrations donne le rhytme qui convient à chaque tissu, à chaque organe, à chaque appareil. La Bioscopie mesure les rapports et les écarts de la répartition bilatérale de l'assimilation et de la désassimilation. Cette nouvelle science biologique donne au vitalisme médical une application pratique du degré de l'énergie vitale produite pendant le traitement thermal. Elle établit la mesure de l'énergie vitale de la Grande-Grille et de l'Hôpital sur chaque individualité.

Pour étudier l'hygro-électro magnétique vital des mains par la Bioscopie, il faut prendre les formule avec les mains entrecroisées de deux personnes différentes.

### Expérience hygro-électro magnétique vitale par le Bioscope

Soit un Monsieur baisse G, une Dame baisse D.

$1^{re}$ épreuve : main D de l'homme, main G de la femme, résultat 12°.

$2^e$ épreuve : main G de l'homme, main D de la dame, résultat 8°.

Formule 12 : 100 :: 8 : 66″ = 34″ baisse G.

C'est l'homme qui l'emporte sur la dame.

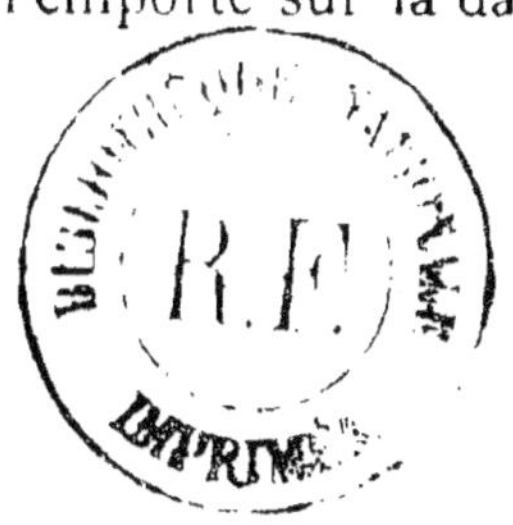

# TABLE DES MATIÈRES

VICHY — WALLON.